Annette Dragun / Katja Wald

Tierisch grau
So bleibt der Seniorhund gesund

Annette Dragun / Katja Wald

Tierisch grau

So bleibt der Seniorhund gesund

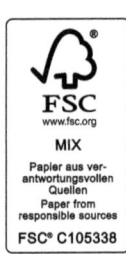

© 2019 Annette Dragun / Katja Wald

2. überarbeitete Auflage 2022

Umschlagdesign: © Susanne Schlott / www.grafikers.de

Fotonachweis: Seite 192

Bibliographische Information der Deutschen Nationalbibliothek: Die Deutsche Nationalbibliothek verzeichnet diese Publikation in der Deutschen Nationalbibliographie; Detaillierte bibliographische Daten sind im Internet unter http://dnb.dnb.de abrufbar.

Herstellung und Verlag:

BoD - Books on Demand, Norderstedt

ISBN: 978-3750406070

Inhalt

Vorwort von Annette Dragun

Es lässt sich nicht mehr ignorieren: Naddel wird alt. Sie hat 15 oder 16 Jahre auf dem Buckel, und seit etwa zwei Jahren bemerke ich deutliche Veränderungen an ihr, sowohl körperlich als auch im Verhalten. Natürlich habe ich schon immer vierbeinige Patienten im Seniorenalter behandelt, aber so hautnah wie bei meinem Naddelchen wurde ich mit der greisen Symptomatik bisher nie konfrontiert.

Das brachte mich dazu, mich eingehend mit dem Phänomen der „Grauen Schnauzen" zu beschäftigen, und schnell stand fest: An diesem Thema sind enorm viele Hundehalter interessiert, und es bietet Stoff genug für ein ganzes Buch. Denn erstens gibt es immer mehr immer „graue Schnauzen", und zweitens steigt mit dem Lebensalter die Häufigkeit an typischen Alterserkrankungen. Um dem Aspekt Bewegungsapparat, mit dem viele Hunde-Senioren Probleme haben, auch auf der physiotherapeutischen Seite gerecht zu werden, habe ich diesmal Katja Wald als Co-Autorin an die Tastatur gerufen.

Das Ergebnis, das vorliegende Buch „Tierisch grau", richtet sich dabei nicht nur an die Besitzer von vierbeinigen Oldies. Gesundes Altern fängt viel früher an. Wichtig war uns daher, den Vorsorge-Aspekt ausführlich zu bedienen. Schließlich wünschst du dir nicht nur, dass dein Hund viele Jahre an deiner Seite ist, sondern dass er dabei gesund bleibt. Die Grundlage dafür schaffst du schon lange, bevor er beim Tierarzt als geriatrischer Patient geführt wird. Mit der richtigen Haltung und Pflege, mit einer artgerechten Fütterung und bedarfsgerechten Bewegung beugst du altersbedingten Erkrankungen schon in jungen Jahren vor.

Zeigt dein Oldie bereits erste Schwächen, dann hoffen Katja und ich, euch beiden mit unseren Tipps und Tricks helfen zu können. „Der ist eben alt" bringt nämlich niemanden weiter. Häufig braucht es nur eine Diagnose und ein bisschen therapeutische Unterstützung, und dein haariger Methusalem wird wieder flott.

Auch das letzte Kapitel des Lebens, den Abschied, blende ich nicht aus. Wer mit einem Hund zusammenlebt, muss sich früher oder später mit diesem schmerzhaften Moment befassen. Dieser Buchabschnitt soll dich dabei unterstützen und dir Mut und Kraft geben.

Ich wünsche dir, dass du noch lange Freude an deinem vierbeinigen besten Freund hast, und ihm lange, stabile Gesundheit.

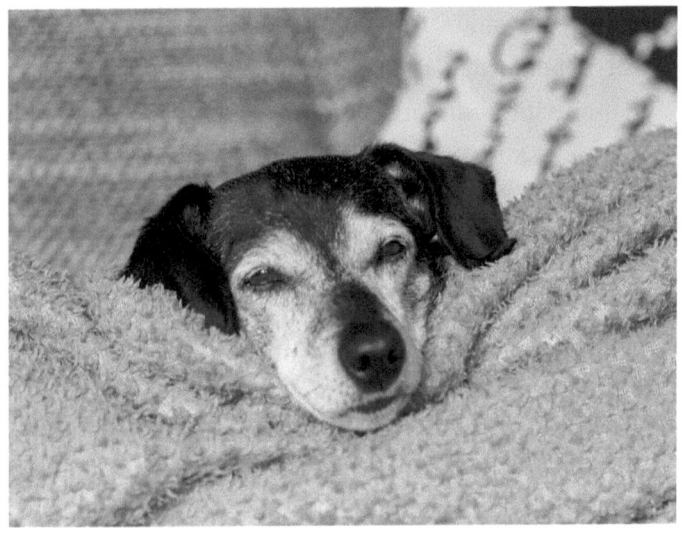

Naddel auf ihrem Lieblingsplatz – aber sie genießt auch Action im Grünen! (Foto: Lentfer)

Vorwort von Katja Wald

Annettes Buchprojekte begleite ich als Lektorin und Fotolieferantin schon seit ihrem ersten Buch „Tierischer Juckreiz". Vermutlich motiviert durch meine jeweiligen Ergänzungen zum Bewegungsapparat entschied Annette: Das nächste Buch machen wir zusammen. Etwas skeptisch, aber nicht abgeneigt, habe ich mich auf dieses Projekt eingelassen. Gute Ratschläge hatte ich genügend dafür. Diese dann in lesbare Worte zu fassen, das war tatsächlich die Herausforderung.

Unser Ziel ist in erster Linie, dich dafür zu sensibilisieren, mit welchen Mitteln du dein vierbeiniges Familienmitglied lange gesund und fit halten kannst. Aus therapeutischer Sicht ist es viel einfacher, etwas zur Gesunderhaltung beizutragen, als Krankheiten zu bekämpfen. Und dabei spielt die Vorbeugung natürlich die entscheidende Rolle. Auch wenn es sich seltsam anhört: Gesundes Altern fängt beim Welpen an!

Darüber hinaus wollen wir dir einen Überblick verschaffen, was dich im Laufe des hoffentlich langen Hundelebens erwarten kann, besonders im fortgeschrittenen Alter. Wir hoffen, dass du in diesem Buch viele Anregungen und Hilfestellungen findest, die das Zusammenleben mit deinem Hund bereichern.

Gedanken zum Alter

von Annette Dragun

Alt werden will keiner. Jung sterben aber auch nicht.

So geht es uns Menschen, und diese Erwartung stellen wir auch an unsere Hunde. Der Gedanke, dass der Lieblings-Vierbeiner irgendwann alt und grau wird, dass seine Leistungsfähigkeit nachlässt und seine Sinne schwinden, dass er anfällig wird für typische Altersleiden – das bereitet uns Sorgen. Vor allem, wenn wir zum ersten Mal ein Haustier in diesem Lebensabschnitt begleiten. Vielleicht sehen wir auch schon vorher fremde Hundesenioren mit wackeligen Schritten die Straße entlang trotten. Wir lesen von den Veränderungen, den Risiken des Alters. Wir wissen - der Abschied rückt näher. Das alles macht uns Angst.

Aber keine Sorge. Das Alter kommt nicht plötzlich. Es schleicht sich Schritt für Schritt näher und wird erst ganz langsam präsent. Du wirst nur selten von Situationen überfallen, die du nicht kennst, die dich überfordern. Wir wachsen mit unseren Aufgaben, und auch dein Leben mit deinem Seniorhund wird dir passen. Und für die Gelegenheiten, bei denen du Hilfe brauchst, hast du ja jetzt dieses Buch.

Alt sein ist keine Krankheit

Natürlich können sich Gesundheitsstörungen entwickeln. Es gibt einige Altersmalaisen, die laut Statistik relativ häufig auftreten. Doch die meisten Hunde werden entspannt und gesund alt und genießen ihr Leben. Klar, ein 80jähriger Mensch läuft keinen Marathon mehr (bis auf gaaanz wenige), und auch mit deinem 15jährigen Golden Retriever wirst du auf keinem Agility-Turnier mehr durchstarten. Aber mit den üblichen Einschränkungen können Frauchen und Fips oder Herrchen und Hasso noch einen wunderbaren Alltag leben und im angemessenen Rahmen weiter aktiv sein.

Wann beginnt Alter?

Früher sagte man pauschal, dass sieben Menschenjahre einem Hundejahr entsprechen. Irgendwann fiel jemandem auf, dass zwischen Hund und Hund durchaus Welten liegen können. (Jetzt muss ich ihn loswerden, den Lieblingswitz meines Vaters: Was ist der Unterschied zwischen einem Hund? - Je größer desto Wau!) Nehmen wir mal die beiden Extreme Chihuahua und Dänische Dogge. Bei beiden soll die Umrechnung der Jahre gleich sein? Wo doch das Lebendgewicht um 70 Kilo und die Lebenserwartung um acht bis zehn Jahre voneinander abweichen?

Nein, so geht die Rechnung nicht auf. Wer sich mit Hunden beschäftigt, weiß, dass grundsätzlich kleine älter werden (können), als große. Auf dieser Erkenntnis basieren differenziertere Theorien zur Umrechnung von Menschen- auf Hundejahre. Auf der nächsten Seite findest du eine Tabelle dazu.

Aber das sind nur ungefähre Zahlen. Wie bei uns Menschen, ist die Realität auch bei den Hunden sehr ambivalent. Der eine Dackel rockt noch mit 14 Jahren den Hundefreilauf, der andere, gleichaltrige, schaukelt mit knirschenden Bandscheiben im Lehnstuhl. Die Unterschiede sind sicherlich zum Teil genetisch bedingt. Aber das alleine macht Vitalität nicht aus, da spielen sehr viele Faktoren eine Rolle. Ganz vorne dabei: Bewegung und Ernährung. Und darauf sollte schon in frühen Jahren geachtet werden, das ist nicht erst im Alter fundamental wichtig. Wer sich sein Leben lang zu wenig bewegte, übergewichtig war und Junkfood als Hauptnahrungsquelle nutzte, wird in seinem letzten Lebensdrittel trotz einer bewussten Umstellung die Folgen dieser Lebensweise nicht mehr komplett ausbügeln können. Dennoch rate ich niemandem davon ab, es zu probieren. Besser späte Einsicht als dauerhafte Ignoranz.

Hundegewicht >	Bis 15 kg	15-45 kg	Über 45 kg
Hundealter v			
1	20	18	14
2	28	27	22
3	32	33	31
5	40	45	49
7	45	57	67
10	60	75	94
12	68	85	100
14	76	94	
16	84	100	
18	92		
20	100		

Hundealter – Menschenalter. Beispiel: Ein 12jähriger Hund mit 40 Kilo Gewicht ist mit einem 85jährigen Menschen vergleichbar

Je früher man an den Gesundheitsschrauben dreht, desto stabiler sollte das Ergebnis sein. Du möchtest nicht nur, dass dein Hund lange lebt – du möchtest, dass er dabei gesund bleibt. Dein Wunsch sollte deine Motivation sein, möglichst frühzeitig Maßnahmen zur Unterstützung deines liebsten

Vierbeiners zu ergreifen. Du kannst sehr viel tun, und das sogar ohne Riesenaufwand. Manche Gewohnheiten und Ansichten wirst du vielleicht etwas ändern müssen – nein, wollen, denn du weißt in Kürze, wofür du es tust.

Woran erkennt man das Alter des Hundes?

Mein Charly ist 13 Jahre alt. Wer ihn sieht, hält ihn für einen jungen Hund. Das hat verschiedene Gründe: Charly hat wunderbar weiches Fell. Wie ein Welpe. Dafür sorgt aber eine Hundefrisörin, denn wenn ich Karlchens Zotteln wachsen lasse, verfilzt er total, sein Pelz ist unpflegbar. Sein Verhalten ähnelt ebenfalls dem eines vergnügten Junghundes. Charly will kuscheln. Und kuscheln. Rennen liebt er auch, und essen sowieso, aber am liebsten mag er kuscheln. Er hat Glück - weil er so schön weich ist, lieben es die meisten Menschen, ihn zu streicheln. Dazu kommt seine Fellfarbe. Charly ist blond. Hellbeige, fast weiß. Das heißt: Charly wird nicht grau. Er wird bis an sein Lebensende jung aussehen.

Anders Naddel. Als sie 2006 (im Alter von zwei bis drei Jahren) bei mir einzog, war sie tiefschwarz. Ihr glattes Fell zeigte sogar einen Stich ins Blaue. Heute enthält es fast mehr grau als schwarz. Sie ist inzwischen ein „helles Köpfchen", so weiß ist ihr Gesicht. Auch ihre elegant leuchtenden Stiefelchen wachsen immer höher die Beine hinauf. Die meisten dunklen Hunde zeigen schon früh Graufärbungen, besonders am Kopf. Deswegen werden sie häufig älter geschätzt, als sie sind.

Was ich damit sagen will (außer, dass ich gerne über meine Hunde erzähle, wie jede „Muddi"): Eine Veränderung der Fellfarbe ist bei Hunden mit zunehmendem Lebensalter sehr typisch. Zumindest, wenn der Hund nicht von Geburt an grau, meliert, weiß oder ein *Blondino* wie Charly ist.

Darüber hinaus kann man an weiteren Äußerlichkeiten erkennen, ob sich ein Hund in seinem letzten Lebensdrittel befindet. Ein Seniorhund bewegt sich anders als ein vierbeiniger Jungspund. Er läuft weniger schwungvoll, sein Rücken und die Beine werden steifer. Der Gang wird gemächlicher,

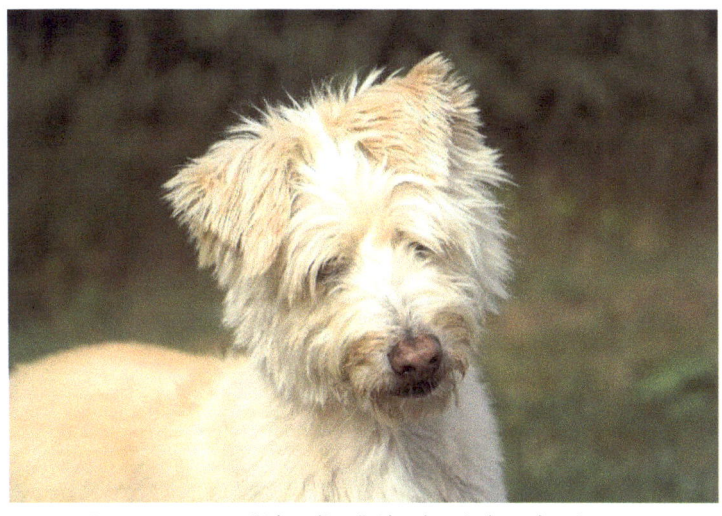

Forever young: "Blondino" Charly wird auch mit 13 Jahren noch jung geschätzt (Foto: Wald)

das Tempo lässt nach. Wenn ich heute mit meinen Hunden spaziere, dann im Rentnertempo. An mir liegt das nicht! Alte Hunde wie Naddel haben sooo viel Zeit. Sie beschnuppern am Wegesrand jeden Grashalm, sie kontrollieren unendlich eingehend jede noch so lapidare Nachricht aller in den letzten sieben Tagen vorbeigelaufenen Artgenossen (während ich am anderen Ende der Leine in der nordfriesischen Brise friere). Auch das Hinlegen und Aufstehen erfolgt um Welten geruhsamer als in den frühen Lebensjahren.

Viele Seniorhunde sind aber nicht nur altersbehäbig, sondern haben tatsächlich Probleme mit dem Bewegungsapparat. Bei manchen möchte man nur Bequemlichkeit vermuten, doch diese hat vielleicht einen Grund. Meist sind dies Schmerzen. Ich bin immer wieder erstaunt, wenn Hundehalter meine Praxis besuchen, weil ihr Hund sich so wenig bewegt und ein reduziertes Temperament zeigt, und wenn dann Frauchen und Herrchen voller Überzeugung beteuern: „Aber Schmerzen hat er nicht". Was erwarten sie? Dass Bello seine Pfote auf die Körperoberseite legt und sagt: „Ich habe Rücken"?

Apathie, Lethargie und die Vermeidung von Bewegung sind sehr häufig das Resultat von körperlichen Schmerzen - vor allem beim älteren Lebewesen (wer wie ich über 30 ist, weiß, dass Beschwerden automatisch zunehmen). Ich freue mich aber immer sehr, wenn der Hund zu mir oder einem anderen Therapeuten gebracht wird, bevor sich seine Muskelmasse abgebaut hat – also bevor es fast unmöglich ist, das Ruder noch herumzureißen.

Wenn eine Grauschnauze ihr gehobenes Alter nicht durch die beschriebenen Äußerlichkeiten preisgibt, dann wird ein Blick ins Maul geworfen. An den Zähnen sollt ihr sie erkennen – die Hunde über drei Jahre. Während man das Pferdealter durch den Zustand der Beißerchen sehr lange genau bestimmen kann, klappt das beim Hund nur bis zum Zahnwechsel (4. bis 7. Lebensmonat) sicher, danach beginnen die Schätzungen. Grundsätzlich haben kleine Hunderassen früher und mehr Probleme mit Zahnstein und Zahnfleischentzündungen, als große. Man kann dennoch nur grob unterscheiden, ob der Hund unter drei oder über zehn ist, dazwischen und darüber wird die Trefferquote gering. Das macht es auch so schwer, das genaue Alter eines Hundes aus dem Tierschutz zu erfahren. Hunde mit unklarer Herkunft tragen selten eine Geburtsurkunde bei sich.

Manche Hundesenioren fallen durch ihre Augen auf. Ein milchiger Film legt sich über die Pupille - eine altersbedingte Verfärbung der Linse oder ein Grauer Star. Für eine genaue Altersbestimmung taugt auch diese Symptomatik nicht, ebenso wenig das nachlassende Gehör. Manche Hunde werden nie taub, andere schon jung. Oder so wie Naddel: Früher wollte sie nicht hören, heute kann sie nicht mehr. Wann die mangelnde Fähigkeit den fehlenden Willen ablöste, lässt sich nicht so genau sagen.

Was verändert sich noch mit dem Alter? Manche Hunde verlieren ihren Geschmacks- und / oder ihren Geruchssinn. Das führt möglicherweise zu Appetitmangel und infolgedessen Gewichtsverlust. Andere Oldies entwickeln eine Fresslust – als merkten sie nicht mehr, wenn sie satt sind (dieses Phänomen zeigen manche Rassen, Labradore zum Beispiel, schon in frühen Jahren). Sie neigen dann zu Fettleibigkeit. Futterverweigerung genau wie Fresssucht können auch aus einer Demenz resultieren. Das sogenannte Kognitive Dysfunktionssyndrom ist leider kein Exklusivleiden der Menschen. Auch bei unseren Vierbeinern sind Orientierungsprobleme oder nächtliche Unruhe mögliche weitere Zeichen für die Altersverwirrung.

Die meisten Seniorhunde bleiben aber lange gesund und beweisen ihren Rentenanspruch vor allem durch ein ausgeprägtes Ruhebedürfnis. Graue Schnauzen brauchen viel Schlaf – und viel Liebe.

Die Vorzüge des Alters

Während ich dieses hier schreibe, liegt Naddel entspannt neben mir unter der Decke. Sie ist jetzt, im Frühsommer 2019, vermutlich 15 oder 16 Jahre alt – ins Tierheim kam sie, nachdem man sie mit zwei Welpen in einem Pappkarton neben der Mülltonne gefunden hatte. Als ich sie 2006 adoptierte, habe ich natürlich keinen Gedanken daran verschwendet, wie es mal sein wird, wenn sie alt ist. Mir hätte dafür eh die Vorstellungskraft gefehlt. Ohnehin altert jeder Hund anders.

Was ich in der jetzigen Phase unseres Zusammenlebens genieße, ist die tiefe Vertrautheit. Ein junger Hund macht Spaß. Der gibt Gas, feiert Endlos-Partys, der sorgt für Bambule. Die ganze Familie amüsiert sich köstlich über den vierbeinigen Jungspund. Mit den Jahren entstehen andere Prioritäten. Ich vergleiche das mit den Gefühlen zwischen zwei Menschen. Die erste Zeit wird bestimmt vom Verliebtsein. Ausnahmezustand - Schmetterlinge im Bauch, Herzrasen, ein beinahe unzurechnungsfähiger Geisteszustand. Je länger die Emotionen andauern, desto sanfter und gleichzeitig tiefer werden sie. Im Idealfall wächst aus der frühen Verknalltheit eine beständige Liebe. Das Herz klopft immer noch, aber anders.

Heute bringt mich Naddel mehr zum Lächeln als zum Lachen. Besonders, wenn aus ihrer grauen Maske ein junger Schalk blitzt. Wenn sie einen Anfall von Jugend „erleidet", wenn sie – wie mein Partner immer sagt – „ihre Krücken wegwirft" und mit begeistertem Gesichtsausdruck über einen Acker flitzt. Viel langsamer als damals, aber mit mindestens so viel Lebensfreude. Oder wenn sie mal wieder ihre Artgenossen strammstehen lässt – an guten Tagen wagt kein Hund, an Naddels Status als Stabschefin zu zweifeln. Ich kenne meinen

Hund heute so genau, ich weiß, wie das Naddelchen tickt, und ich freue mich täglich über ihre Macken, die ich über 13 Jahre zu lieben gelernt habe. Und trotz mancher Sorgen, wenn mein Hundemädchen mal körperlich schwächelt, trotz nächtlicher Störungen, wenn sie öfters vor die Tür muss – ich bin dankbar, dass ich Naddel durch die Seniorenphase begleiten darf. Denn ich spüre täglich, dass auch sie sich mit jedem Jahr mehr in mich verliebt und welch tiefes Vertrauen sie entwickelt hat.

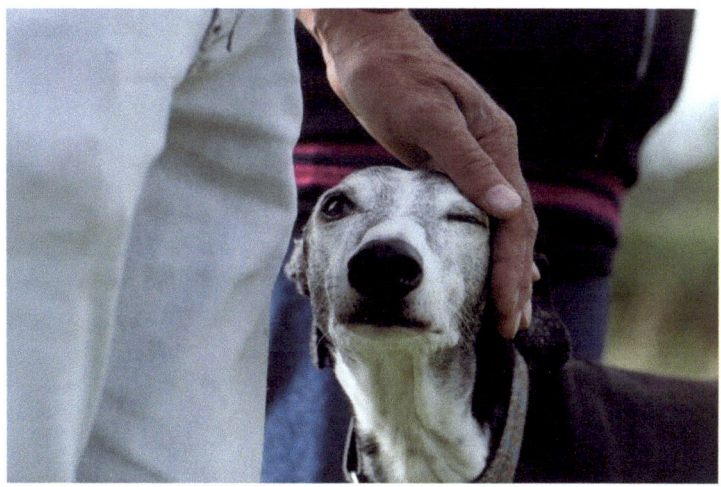

Mit dem Alter wächst das Vertrauen (Foto: Fiedler)

Der alte Hund

Ja, es ist schön, seinen Hund bis ins hohe Alter zu erleben. Und Nein – es ist nicht immer leicht. Wie Menschen mit fortschreitendem Alter Einschränkungen erleiden, wie ihre Gesundheit, ihre Leistungsfähigkeit nachlässt, so passiert das auch unseren Seniortieren.

Was ist eigentlich Alter?

„Unter dem Alter", so formuliert *wikipedia*, „versteht man den Lebensabschnitt rund um die mittlere Lebenserwartung. (…) Das Altern in diesem Lebensabschnitt ist meist mit einem Nachlassen der Aktivität und einem allgemeinen körperlichen Niedergang (Seneszenz) verbunden." Gerontologen, so lautet die Bezeichnung für Alterswissenschaftler, diskutieren rund 300 Ursachen für das Altern, insbesondere Abnutzungs- und Verschleißtheorien sowie zellbiologische Modelle.

Das bedeutet, dass ich hier an dieser Stelle sehr lange und ausschweifend fachsimpeln könnte. Das bringt uns aber nicht voran. Wir müssen nur wissen, ob und wie wir die Folgen oder die Begleiterscheinungen des Alterns verhindern können. Oder wenigstens hinausschieben, um realistisch zu bleiben. Denn dass es physische Veränderungen gibt, lässt sich leider nicht wegwünschen.

Der allgemeine körperliche Abbau zeigt sich äußerlich durch ein erhöhtes Ruhebedürfnis des Seniors. Ein Junghund brettert ja manchmal durch den Tag, als seien seine Batterien dauerhaft überladen. Der Oldie ist mehr mit dem altersschwachen Akku zu vergleichen. Er lässt sich noch aufladen, ist aber schneller erschöpft und braucht dann wieder seine Auftank-Pause. Das ist normal – ob aber der einzelne Hund ein normales, altersentsprechendes Ruhebedürfnis zeigt, oder ob da mehr hinter steckt, kann nur eine Untersuchung klären. „Der ist eben alt…", ist immer schnell gesagt. Häufig steckt hinter dem reduzierten Temperament ein körperliches Problem, das sich mit akzeptablem Aufwand verringern lässt, so dass die Lebensqualität (und manchmal sogar die Lebenserwartung) der Grauschnauze enorm steigt.

Der jährliche „TÜV"

Einen medizinischen Check-up ein- bis zweimal im Jahr empfehle ich beim Hund spätestens mit Beginn des voraussichtlich letzten Lebensdrittels, also je nach Körpergröße ab dem 6. bis 10. Lebensjahr. Der Tierarzt oder Tierheilpraktiker schaut dabei den Patienten von vorne bis hinten und sogar innen (Maul, Ohren) an, prüft Herz, Puls und Atmung und nimmt Blut ab für einen Alters-Screen (siehe Kasten nächste Seite). Zusätzlich kann der Urin auf Anzeichen für eine Nierenschwäche oder Diabetes untersucht werden.

So lassen sich früh erste Anzeichen für die typischen Schwachstellen der Grauschnauzen erkennen. Neben den inneren Organen baut aber auch der Bewegungsapparat ab. Häufig bilden sich Verkalkungen und Verknöcherungen in der Wirbelsäule sowie Verschleißerscheinungen und Arthrosen in den Gelenken. Auch die Sinnesorgane können schwächeln, und die Möglichkeit einer Demenz habe ich ja schon angesprochen.

Du hast sicher schon festgestellt, dass es unseren Hunden nicht viel anders als uns Menschen geht. Dummer Spruch gefällig? „Früher waren wir jung und knackig - heute sind wir nur noch knackig: Es knackt in diesem Gelenk und in jenem Gelenk…"

Tipp: Geriatrische Blutuntersuchung

Es heißt „Alters-Screen" oder „Geriatrie-Profil": Jedes Labor bietet eine spezielle Blutanalyse für Tiere im fortgeschrittenen Lebensalter an. Für den Hund sind das mindestens die Kontrolle der Nieren- und der Leberwerte, der Bauchspeicheldrüsen- und Schilddrüsenfunktion sowie ein Großes Blutbild.

Diese Blutuntersuchung gehört zum geriatrischen Vorsorge-Check, der einmal jährlich beim Tierarzt oder Tierheilpraktiker ratsam ist. Bei Auffälligkeiten wird der Therapeut weitere Parameter nachfordern, um das Problem zu verifizieren. Beispiel: Weist der T4-Wert (Thyroxin) auf eine Schilddrüsenunterfunktion hin, lässt man zusätzlich TSH und fT3 bestimmen.

Woher kommt der altersbedingte Abbau?

Zunächst mal ist das maximale Lebensalter wohl genetisch vorbestimmt. Dummerweise gibt es kein spezifisches Altersgen – sonst hätten irgendwelche Wissenschaftler ganz bestimmt schon die Unsterblichkeit erfunden und sich patentieren lassen. Trotzdem konnte man in diversen Tierversuchen durch die Manipulation einzelner Gene schon die Lebensspanne verlängern. Dieser Erfolg war aber immer teuer erkauft – etwa mit einer schlechteren Fortpflanzungsfähigkeit oder Zwergwuchs.

Die Gene sind nur zum kleinen Teil (man spricht von 25 Prozent) verantwortlich für unsere Altersmalaisen. Eine viel größere Rolle spielen die Umwelt- und Lebensbedingungen. Und jetzt kommst du als Verantwortlicher deines Hundes ins

Spiel: Je früher du seine Lebensumstände optimierst, desto besser sollte es deinem Lieblings-Felltier im Alter gehen. Am wichtigsten sind Futter- und Bewegungsmanagement. Nahrung ist Medizin! Und Bewegung hält jung. Vielleicht abgedroschene Weisheiten, aber sehr wahr.

Du erhältst in diesem Buch eine Menge Tipps, mit denen du deinem Vierbeiner Gutes tun kannst. Falls du am Ende der Lektüre das Buch weiterempfehlen möchtest, dann beschränke dich nicht nur auf die Halter von bereits alten Hunden. Hier und da wirst du lesen, wie meine Co-Autorin Katja und ich unsere eigenen Hunde schon in jungen Jahren gezielt unterstützen, um eine mögliche Krankheits-Disposition im Zaum zu halten oder dem Ausbruch von Beschwerden vorzubeugen. Auch unseren Patienten verschreiben wir schon früh prophylaktische Maßnahmen, die ihnen hoffentlich ein langes, schmerzfreies Leben in Fitness bescheren.

Was du in diesem Buch nicht finden wirst, sind Garantien. Wir können alle nur unser Bestes geben, aber die Natur lässt sich nur bedingt kontrollieren. Ob dein Hund aufgrund deiner Bemühungen so alt wie Methusalem wird? Ob unsere Hunde den zeitlichen und finanziellen Einsatz für ihr Wohlergehen mit Gesundheit bis ins hohe Alter danken? Wir werden es erleben.

Die Bedürfnisse der Grauschnauzen

von Annette Dragun

Ach du dicker Hund

Border Collie Jake war immer ein Leichtgewicht gewesen. Als er noch Alleinhund war, konnte man ihm sogar Trockenfutter vorrätig hinstellen. Jake nahm nur zu sich, was er brauchte. Er neigte nie zum Dickwerden.

Das änderte sich, als er etwas über 11 Jahre alt war. Sein Frauchen registrierte die zunehmende Körperfülle zunächst gar nicht. Schleichende Veränderungen sind schwer zu erkennen, wenn man den Hund täglich sieht. Irgendwann stichelte ein Bekannter, der Jake länger nicht gesehen hatte: „Der ist aber gut im Futter!". Die Kontrolle mit der Waage verpasste Frauchen einen Schrecken. Zwei Kilo über Normal! Wie war das passiert?

Tja - da geht es den Hunden wie den Menschen. Mit zunehmendem Alter bewegt man sich weniger. Diese Entwicklung verläuft so schleichend wie der Gang des alten Tieres. Irgendwann stellt man fest, dass aus dem flotten Spaziergang ein Ausflug im Seniorentempo geworden ist. Ich brauche heute für eine Runde mit Naddel etwa dreimal so lange wie noch vor drei Jahren. Das liegt aber nicht so sehr an ihrer körperlichen Gebrechlichkeit – bei guter Wetterlage trabt sie noch locker ihre vier bis sechs Kilometer mit. Aber sie hat in den Rentnermodus geschaltet, sprich: Sie beansprucht alle Zeit der Welt, sich in Ruhe umzusehen und jeden Grashalm zweimal zu beschnuppern.

Ähnlich war es bei Jake, fiel Frauchen jetzt auf. Aus dem flippigen Temperamentsbolzen war ein gemütlicher Begleithund geworden. Und auch die Bewegungseinheiten zwischen den Ausflügen, früher ausdauernde wilde Tobespiele, fielen kürzer und zahmer aus. Dafür dauerten seine Nickerchen länger. Alles zusammen bedeutete, dass Jake weniger Energie verbrauchte. Im Gegenzug war aber sein Appetit nicht weniger geworden. Und weil er sich so einen süßen Bettelblick angewöhnt hatte, gab es auch häufiger „was Feines" zwischendurch.

Wie Border Collie Jake ergeht es vielen Hunden, und für die Besitzer ist das eine schwierige Herausforderung. Man möchte seiner Grauschnauze einen wunderschönen Lebensabend bescheren – und dann soll man sie auf Diät setzen? Ihr die Leckerchen verwehren?

Ich weiß, das fällt richtig schwer. Aber trotzdem bitte ich dich – tu es. Sei stark, sei stur, bleib konsequent und sag nein. Ignoriere flehende Blicke in Richtung deiner Käsestulle. Du wirst vermutlich belohnt durch eine längere Lebenszeit mit besserer Lebensqualität (deines Hundes, versteht sich).

Ein Hund, der eher zu schlank ist, hat deutlich größere Chancen, gesund alt zu werden, als sein übergewichtiger Kollege. Das ist zum Beispiel das Ergebnis einer Langzeit-Studie durch eine Gruppe Tierärzte und Wissenschaftler an 48 Labradoren aus verschiedenen Würfen. Die Hunde wurden ab dem Alter von acht Wochen paarweise gehalten, wobei einer der beiden sein Leben lang 25 Prozent weniger Futter bekam als sein Partner. Über die gesamte Lebenszeit wurde der Gesundheitszustand der Tiere engmaschig kontrolliert. Nach Abschluss der Studie beschrieben die Wissenschaftler in verschiedenen Veröffentlichungen die Ergebnisse. Nicht nur, dass die sparsam ernährten Hunde mit einem durchschnittlich erreichten Alter von 13 Jahren deutlich länger lebten, als ihre gut genährten Kumpel, die im Schnitt mit 11,2 Jahren das Zeitliche segneten. Auch wurden deutlich weniger der dünnen Hunde chronisch krank - und wenn, dann später. (Quellen im Anhang auf Seite 182)

Es bringt also große Vorteile, den geliebten Hund schlank zu halten (auch wenn er selbst das so nicht wahrhaben möchte). Und besonders in der letzten Lebensphase, wenn der Bewegungsapparat langsam altersmüde wird, ist jedes weniger zu tragende Gramm eine große Erleichterung.

Viele Hundehalter greifen zu Diätfutter-Sorten, wenn ihr Senior-Hund zu gut gepolstert ist. Nachfolgend findest du andere Tricks, die ihn und damit sein Leben leichter machen.

So nimmt dein Hund gesund ab

o Futterration verringern – Wenn das Übergewicht höchstens zehn Prozent beträgt, kannst du vorübergehend die normale Futterration um 15 bis 20 Prozent verringern. Sobald dein Hund sein Idealgewicht erreicht hat, darf er wieder die normale Portion fressen – die beträgt aber nur 90 Prozent der Menge vor der Diät. Er soll ja nicht wieder zunehmen.

o Auf Futter mit weniger Energie ausweichen – Es gibt Diätfutter und spezielle kalorienreduzierte Seniorenfutter. Wenn du barfst oder selbst kochst, kannst du mageres Fleisch verwenden und die Menge der Kohlenhydrate verringern.

o Die Menge „pimpen" – Wenn du meinst, dass nach der Reduktion zu wenig im Napf ist, dann verlängere das Futter mit Wasser. Das hat bekanntlich keine Kalorien. Dein Hund bekommt sein Futter dann eben breiig oder suppig – die zusätzlich aufgenommene Flüssigkeit ist ein Plus für seine Gesundheit!

o Mehr Bewegung – Details dazu ab Seite 45.
o Leckerli ersetzen – Vielleicht mag dein Hund Obst- oder Gemüse-Stückchen, die sich nicht so auf die Hüften legen?
o Leckerli verkleinern – Aus eins mach zwei! Und schon enthält das Stückchen Käse oder Hundewurst nur noch halb so viele Kalorien.
o Morgendliche Planung – Stell die Ration für den ganzen Tag zusammen und nimm daraus die Leckerlis. Wurde tagsüber viel genascht, ist die abendliche Portion entsprechend kleiner.
o Wichtig: Beträgt das Übergewicht über zehn Prozent, ist langsames Abnehmen besonders wichtig. Sonst geraten möglicherweise Fettstoffe ins Blut (die sogenannte Lipämie) und verursachen Probleme.

Zu dünn ist auch nicht gut

Bei Naddel stellte sich irgendwann genau das gegenteilige Problem ein. Obwohl sie körperlich gesund war, fraß sie schlechter. Nahrungsaufnahme schien nicht mehr so wichtig zu sein.

Das begann schon vor zwei, drei Jahren. Aktuell gibt es Tage, an denen sie ihre Portionen kaum zur Hälfte vertilgt. Sie steht ewig vor dem Futter, bevor sie anfängt, gaaanz langsam mit spitzen Zähnen einen Happs nach dem anderen aus dem Napf zu zerren und daneben zu begutachten. (Es gibt sehr praktische Untersetzer für Hundenäpfe, die Teppiche und andere Fußbodenbeläge vor Fettflecken schützen.) Schließlich bleibt die Hälfte stehen.

Ältere Hunde sind insgesamt anfälliger für gesundheitliche Störungen, die ihnen den Appetit rauben. Manche Tiere verlieren neben Gehör und Augenlicht auch den Geruchssinn. Sie fressen dann weniger, weil es nicht mehr lecker riecht. Ob das bei Naddel der Fall ist – schwer zu sagen. Draußen hat sie die Nase immer noch unten, dort, wo ihre Artgenossen die wichtigen Nachrichten hinterlassen. Und glücklicherweise gibt es auch noch Tage, an denen mein altes Mädchen alle zwei Stunden Hunger anmeldet und deutlich mehr als ihre normale Ration vertilgt. So hält sie ihr Gewicht immer noch mit leichten Schwankungen stabil.

Ich würde ihr bei Bedarf auch Junkfood anbieten – ungesunde Hundeträume wie Leberwurstbrot oder alles was gewürzt ist. Grundsätzlich finde ich das zur Förderung des Appetits akzeptabel, wenn ein älterer Hund körperlich abbaut. Man gerät dabei aber leicht in die Klemme. Naddels Nieren arbeiten nicht mehr perfekt, weswegen ihre Ernährung nicht zu viel – und nur leicht verdauliches – Protein enthalten darf, und möglichst wenig Phosphat und Salz. Je nach Gesundheitszustand brauchen viele Seniorschnauzen eine spezielle Diät, damit die Organe nicht zusätzlich belastet werden. Ich höre häufig von chronisch Kranken, die ihre Schonkost verschmähen – lässt man sie jetzt lieber verhungern oder innerlich vergiften? Im Ernährungsteil (ab Seite 153) findest du wertvolle Tipps, um diese Klippe zu umschiffen.

> **Tipp: Mögliche Gründe für Futterverweigerung**
> - Nachlassender Geruchs- / Geschmackssinn
> - Zahnschmerzen
> - Schmerzen allgemein
> - Verdauungsprobleme („Völlegefühl")
> - Übelkeit aufgrund von organischen Beschwerden
>   (Niereninsuffizienz, Leberprobleme)
> - Demenz
> - Sterbephase

Immer wieder fragen mich Hundehalter, was zu tun ist, wenn ihre Grauschnauzen scheinbar grundlos abnehmen. Es gibt alte Hunde, bei denen sich - wie bei manchen alten Menschen auch – der Stoffwechsel verändert, so dass sie mit der gleichen Futtermenge nicht mehr ausreichend versorgt sind. Grundsätzlich muss in diesem Fall eine medizinische Untersuchung die Ursache klären. Wenn es keine gibt, oder wenn der Grund nicht zu beheben ist, dann plädiere ich für Fütterung „ad lib.". Das ist die Abkürzung für „ad libitum" und heißt so viel wie: Was immer dein Hund fressen möchte, gib es ihm. Und wenn er mit zwei Mahlzeiten nicht genügend Energie aufnimmt, dann biete ihm mittags zusätzlich etwas an. Aber bitte mach das nur, wenn dein Tierarzt oder Tierheilpraktiker sein Okay dafür gibt, also wenn dein Hund keine therapiebedürftigen Probleme hat, die an ihm zehren. Und sollten ihm etwa aufgrund eines Leber- oder Nierenproblems bestimmte Nahrungsmittel versagt bleiben, dann versuch auch das möglichst einzuhalten.

Körperpflege

Bei vielen alten Hunden verändern sich Haut und Haar. Die meisten Anzeichen spiegeln eine Ermüdung des Stoffwechsels, die man mit geeigneter Futterumstellung oder Nahrungsergänzung auffangen kann. Andere Veränderungen weisen auf eine Gesundheitsstörung hin. Wichtig ist natürlich, die Ursache zu identifizieren und ihr entsprechend zu begegnen.

Die alterstypischen Erkrankungen bespreche ich in einem späteren Kapitel (ab Seite 77). Hier geht es zunächst um notwendige und geeignete Pflegemaßnahmen für deinen Senior.

Haarstyling

Das Fell wird dünner oder struppiger, fisselig oder fettig, es verfilzt eher, oder es zeigt kahle Stellen. Hunde kriegen keine Falten, aber das Alter zeigt sich äußerlich im Fell. Vor allem in der Farbe – die Haare verlieren die Pigmentierung und werden grau oder weiß. Das beginnt meistens um die Schnauze und weitet sich dann aus. Da manche Hunde schon in jungen Jahren eine graue Schnauze bekommen, kann man daran unmöglich das Alter des Tieres schätzen.

Je nach Art der Behaarung kann die Pflege durch regelmäßiges Bürsten und Kämmen mit den Jahren wichtiger werden. Die meisten Hunde kennen das schon ihr Leben lang, und je älter sie werden, desto mehr genießen sie die damit verbundene Zuwendung und Aufmerksamkeit. Da die Spaziergänge meist kürzer sind und sportliche Termine ausfallen, kann man mit der Fellpflege (und mit Massagen, siehe unten) prima gemeinsame Zeit verbringen. Das Bürsten hat einen massierenden Effekt, es steigert die Hautdurchblutung und tut dem Kreislauf gut. Manche Hunde bekommen im Alter eine sehr empfindliche Haut. Darauf sollte man sich einstellen und vielleicht eine weichere Bürste oder eine Drahtbürste mit Noppen verwenden.

Die Hundefrisörin meines Vertrauens beobachtet übrigens bei manchen Vertretern der Trimm-Rassen – drahthaarige Tiere wie Terrier, Schnauzer oder Rauhaardackel – dass sie sich in zunehmendem Alter nur noch ungern die Haare zupfen lassen. Einige scheinen schmerzempfindlich zu werden. Müssen dann trotzdem Haare fallen, greift sie zu Schere und Schermaschine. Das wäre auch eine Option, wenn der Hundeopa oder die Hundeoma beim Bürsten ungnädig, die Wolle aber ohne Pflegemaßnahmen zu dicht wird.

Die meisten Oldies finden Fellpflege aber sehr empfehlenswert. Während des Haar-Stylings entdeckst du möglicherweise Verfilzungen, die du mit einer Schere entfernen solltest, wenn sie anders nicht aufzulösen sind. Es gibt spezielle Scheren mit abgerundeten Spitzen, diese verringern die Verletzungsgefahr.

Während der Fellpflege solltest du immer mal einen Blick in die Ohren werfen. Sammelt sich Dreck in den Ohrmuscheln, kannst du diesen mit feuchter Watte vorsichtig auswischen. Auf keinen Fall popelst du mit einem Wattestäbchen in den Gehörgängen herum! Wenn du glaubst, dass dort ebenfalls Schmutz liegt, lass dir von deinem Therapeuten zeigen, wie und womit du das säuberst. Er muss eh zunächst überprüfen, welche Ursache der Schmodder hat.

Hautpflege

Ältere Hunde ruhen mehr und neigen manchmal zu Liege-schwielen. Diese solltest du täglich mit Kokosöl, Melkfett oder einer anderen fetthaltigen Creme behandeln, damit sie nicht rissig werden. Ein weicher, großzügiger Schlafplatz, im Ideal-fall eine orthopädische Matratze, schützt vor der Hornhautbil-dung, aber viele Hunde-Senioren haben ihren eigenen Kopf und bevorzugen den harten Untergrund.

Bei Auffälligkeiten wie Schuppenbildung oder fettigerer Haut ist es nicht sinnvoll, das einfach wegzuwaschen. Ein ge-legentliches Bad ist für Hunde okay. Wenn man das aber zu oft praktiziert, nimmt die Hautbarriere Schaden, was die Pro-bleme vergrößert. Außerdem kommen solche Veränderungen immer von innen. Ob die Ernährung angepasst werden muss oder organische Schwächen bestehen, kann dein Therapeut herausfinden – und der sollte auch die wirksamen Gegenmit-tel verschreiben. Veränderungen der Hautfarbe können eben-falls Anzeichen für Therapiebedarf sein.

Grundsätzlich kannst du die Haut hervorragend von in-nen nähren und unterstützen. Wertvolle Futteröle, die reich an Omega-Fettsäuren sind, sorgen für neuen Glanz. Auch Bio-tin oder Bierhefe können sinnvoll sein.

Wellness

Viele Hunde genießen Körpermassagen. Es gibt inzwischen Kurse, bei denen man das lernen kann. Mit der richtigen Mas-sagetechnik kannst du Herz und Kreislauf unterstützen, Ver-spannungen lockern und sogar Faszien-Verklebungen lösen.

Kein Lehrgang in Sicht? Wenn du gefühlvoll vorgehst und deinen Hund gut beobachtest, fang einfach an. Massieren ist nicht viel anders als Streicheln, nur mit etwas mehr Druck. Starte in Fellwuchsrichtung, also von vorne nach hinten, von oben nach unten. Die Wirbelsäule sparst du aus: Punktueller Druck auf die Dornfortsätze ist kontraproduktiv. Du kannst auf dem Körper auch vorsichtig Kreise zeichnen, bei denen die Haut sanft auf dem Körper bewegt wird. Wenn dein Hund anzeigt, dass er diese Art der Zuwendung nicht möchte, dann nimm das so hin. Du musst ihn nicht zwingen, du musst ihn nicht an Massagen gewöhnen. Mag er zärtlich gestreichelt werden, mach einfach damit weiter.

Bei jeder dieser Wellness-Behandlungen kannst du auf Veränderungen achten. Gibt es irgendwo Hautverdickungen oder Gewebeneubildungen? Das können kleine Knoten unterschiedlichster Natur sein: Grützbeutel (Atherome), Fettgeschwulste (Lipome), Warzen oder Tumoren. Kannst du eine Neuerscheinung nicht einordnen, stell sie möglichst bald deinem Therapeuten vor. Die meisten Zubildungen im Alter sind zwar gutartig - fast alle alten Hunde, die meine Praxis betreten, bringen Warzen und Lipome mit. Aber es ist immer besser, Gewebszubildungen kontrollieren zu lassen.

Gleiches gilt, wenn dein Liebling an einer Körperstelle Schmerz zeigt, wenn er dort auf Berührung überreagiert. Viele alte Hunde haben Rücken- oder Gelenkprobleme, die man so fast zufällig finden kann. Versuch bitte nicht, selbst durch passive Bewegung oder stärkeren Druck die scheinbare Blockade zu lösen. Zeig deinem Therapeuten die Lokalisation, damit er entscheiden kann, welche Maßnahmen sinnvoll sind.

Damit er auch morgen noch kraftvoll zubeißen kann

Die meisten alten Hunde leiden unter Zahnstein, der eine mehr, der andere weniger. Diese Beläge stecken voller Bakterien, die Zahnfleischentzündungen auslösen oder sogar in den Körper einwandern und Organschäden verursachen können.

Man kann Plaque und Zahnstein vorbeugen - idealerweise fängt man damit an, bevor die Ablagerungen so massiv werden, dass sie nur durch einen Eingriff unter Narkose zu entfernen sind.

Zähneputzen kann der Hund lernen (siehe Kasten nächste Seite). Wenn es gar nicht klappt, gib ihm spezielle Kauartikel. Gut geeignet sind getrocknete Rinderkopfhaut oder rohe Knochen (wenn Bello die verträgt). Viele Hundebesitzer nutzen gerne eine Ultraschallzahnbürste (z.B. *Emmi Pet*). Nach meiner Erfahrung entfernen diese stärkere Beläge nur nach unangemessen langem und häufigem Einsatz. Wenn aber dem Hund gerade erst die Zähne „gemacht wurden", kann man mit der Ultraschallbürste einer Zahnsteinneubildung gut vorbeugen. Geräte speziell für Hunde arbeiten ohne Vibration oder Geräusch und eignen sich somit auch für sensible Gemüter. Ob du damit arbeitest oder den klassischen Handbetrieb bevorzugst: Bitte niemals Zahnpasta für Menschen verwenden! Im Fachhandel gibt es spezielle Bürsten und die geeignete Putzcreme für Hunde.

> **Tipp: Zahnputztraining**
> Gib ganz wenig Hunde-Zahnpasta auf einen Finger und fahre damit vorsichtig über die Außenfläche der Zähne. Verlängere die Aktion täglich. Wenn dein Hund das akzeptiert, wickelst du ein wenig Mull um den Finger und wischst mit dieser etwas raueren Oberfläche die Zähne sauber. Erst wenn dein Liebling auch diese Aktion stressfrei zulässt, beginnst du, die Zähne mit einer Bürste zu putzen – am besten eine, die du auf den Finger steckst. Das Zähneputzen sollte zwei- bis dreimal wöchentlich erfolgen.

Krallenpflege

Den meisten Hunden muss man nie die Krallen schneiden, sie halten sich diese automatisch kurz, solange sie ausreichend auf hartem Boden laufen. Viele Oldies sind zu wenig unterwegs, und auf der Couch feilen sich die Nägel nicht. Also muss man nachhelfen.

Wenn du selbst noch nie die Krallen deines Hundes geschnitten hast, lass es den Tierarzt oder Tierheilpraktiker machen. Bei unempfindlichen Hunden können Halter es sich zeigen lassen und dann mit einem geeigneten Werkzeug selbst machen. Es ist immer besser, häufiger ganz wenig wegzuschneiden, als zu warten bis die Krallen so lang sind, dass man mehr wegnehmen muss.

Manche Hunde hassen es, an den Pfoten angefasst zu werden – da sollte man dann nur die Fachleute ranlassen. Anstatt zu schneiden, kann man versuchen, die Krallen zu feilen. Ich verwende dazu ein handelsübliches elektrisches Mani küre-Set mit verschiedenen Aufsätzen. Es gibt spezielle, batteriebetriebene Feilen für die Krallen von Hunden und Katzen, mit denen viele Tierhalter sehr gut zurechtkommen.

Frische Luft

Auch der alte Hund braucht seine regelmäßige Bewegung – dazu schreibt Katja ausführlich im nächsten Teil. Spaziergänge an der frischen Luft sind aber nicht nur für Muskeln, Knochen und Gelenke gut; die verbesserte Sauerstoffversorgung ist wichtig für Herz und Lunge und kann helfen, die Gehirnfunktion zu stabilisieren. Das hat natürlich positive Auswirkungen auf die kognitiven Fähigkeiten und kann demenzi-

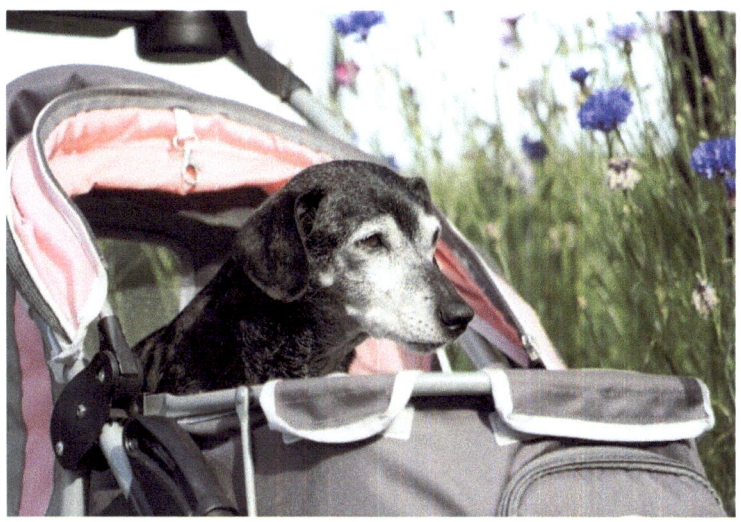

Dabeisein: Fallen dem Hundeoldie längere Strecken schwer, kann er in einer Hundekarre phasenweise pausieren (Foto: Wald)

elle Symptome verringern. Unterstützt wird dies von den vielfältigen Eindrücken unterwegs für die Sinnesorgane Auge, Nase und Ohr. Deswegen: runter vom Sofa. Wenn weite Strecken nicht mehr gehen, tun es mehrere kurze Spaziergänge auch. Oder man bedient sich eines Hilfsmittels wie dem „Naddelmobil". Die Hundekarre kommt bei uns zum Einsatz, wenn mein Ömchen mal nicht mehr kann. So ist sie dabei, wenn das Jungvolk die große Runde dreht, und kriegt mit, was in der Gegend los ist. Meist reicht ihr eine Pause von wenigen hundert Metern, dann läuft sie wieder ein Stück.

Und was ist mit der Abwehr?

Du kennst sicher die Empfehlungen zur jährlichen Grippeschutzimpfung beim Menschen. Vor allem älteren Leuten wird diese ans Herz gelegt. Das liegt nicht daran, dass Rentner mehr Zeit für Arztbesuche haben, sondern an der Tatsache, dass das Immunsystem im Alter unterstützungsbedürftiger wird. Die Abwehrkraft gegen Bakterien, Pilze, Parasiten, Tumorzellen und Viren schwächelt mit jedem Lebensjahr mehr.

Das gilt für Hunde genauso. Im Teil über die geriatrischen Erkrankungen (ab Seite 77) schreibe ich zum Beispiel, dass die Anfälligkeit für Blasenentzündungen bei Grauschnauzen viel größer ist als bei ihren jugendlichen Artgenossen. Auch wenn kontagiöse, also ansteckende Infektionserkrankungen wie der gefürchtete Zwingerhusten die Runde machen, erwischt es verstärkt Tiere im fortgeschrittenen Alter.

Woran liegt das?

Im Alter verliert das Knochenmark, in dem die meisten Immunzellen gebildet werden, seine Regenerationsfähigkeit. Es wird zunehmend durch Fettgewebe ersetzt, so dass weniger Vorläuferzellen gebildet werden, die sich später in Abwehrzellen umwandeln würden. Auch die Umwandlung selbst wird schwieriger, weil dafür ein wichtiges Organ fehlt, der Thymus. Dieser bildet sich schon in jungem Alter zurück (beim Menschen mit Beginn der Pubertät), was ein Grund für die Immunoseneszenz ist, die altersbedingte nachlassende Immunkraft. Als zweites großes Zentrum der Abwehr kennst du die Darmflora. Bei Menschen hat man festgestellt, dass sich das Mikrobiom ebenfalls mit dem Alter verändert.

Was kann man tun?

Achte auf gesunde Lebensbedingungen. Gute Ernährung, viel Bewegung an frischer Luft, wenig Stress und ganz viel Lebensfreude sind die beste Prävention für Jung und Alt. Selbstverständlich müssen die Umstände immer wieder ans Alter angepasst werden. Stress definiert sich für Jungspunde anders als für gesetzte Senioren. Vierbeinige Oldies entwickeln neue Ansprüche an die Ernährung (siehe Seite 153).

Hilfreich kann es sein, zweimal jährlich eine Kur zur Unterstützung der Immunabwehr zu machen. Hier eignen sich verschiedene Nahrungsergänzungen, zum Beispiel Vitamin-Komplexe oder Kräutermischungen. Es gibt auch Thymuspräparate aus der Organotherapie, die der Abwehr Power verleihen. Und natürlich lohnt es sich, die Darmflora zu pflegen. Inzwischen bieten spezialisierte Labore (z.B. *Enterosan*) anhand einer Kotprobe eine Analyse des Mikrobioms an und schlüsseln genau auf, ob sich die Bakterienkulturen im Gleichgewicht befinden. Bei Bedarf kann man gezielt die positiven Bakterienstämme stärken, damit sie die „bösen Bazillen" besser in Schach halten können. So lässt sich das Immunsystem bis ins hohe Alter leistungsfähig erhalten.

Und nicht immer gleich mit dem Hammer draufhauen: Auch ein Hund hat mal eine leichte Infektion. Erst kürzlich weckte mich Naddel morgens mit einer heftigen Niesattacke und mir fiel auf, dass sie schon am Tag zuvor seltsam geschnauft hatte. Bei näherer Untersuchung war klar, dass sie einen Atemwegsinfekt hatte, einen Schnupfen. Wäre ich nicht Tierheilpraktikerin, hätte mich das sicher zum Tierarzt geführt, und hier wäre womöglich gleich die ultimative Lösung verschrieben worden, das Antibiotikum. Naddel hatte aber weder Fieber noch war ihr Allgemeinbefinden besonders schlecht, und Lunge und Bronchien zeigten sich unauffällig. Also verordnete ich ihr ein homöopathisches Komplexmittel sowie ein Kräuterheilmittel für die Abwehr. Und Ruhe. Offensichtlich genügte das ihrem Immunsystem zur Selbsthilfe: Schon am nächsten Tag war die Nase frei und die Augen funkelten wieder lebenslustig. Vorsorglich trägt sie jetzt nachts, wenn die Wohnräume kühl sind, einen warmen Pyjama, wie ich sie auch draußen schon seit Jahren vor Kälte und Nässe schützen muss.

Natürlich ist ein Hundehalter ohne medizinisches Grundlagenwissen schnell besorgt, wenn seine alte Fellnase nicht fit ist. Kleiner Rat: Man kann auch mal zum Tierarzt gehen und sich nur eine Diagnose holen. Die meisten Veterinäre sind einverstanden, wenn der Besitzer eine leichte Infektion mit Hausmitteln und alternativen Therapien behandeln will, oder empfehlen auf Wunsch selbst etwas Entsprechendes. Im Zweifel lässt du deinen Hund am nächsten oder übernächsten Tag erneut untersuchen, ob die Behandlung greift und sich der Zustand stabilisiert oder sogar verbessert.

Durch Behandlungen mit immunstimulierenden Mitteln anstelle von unterdrückenden Medikamenten schafft man es auch noch im Alter, die körpereigene Abwehr zu trainieren.

Was ist mit Impfungen?

Ich komme noch einmal zurück auf die Grippeschutzimpfung für Menschen. Älteren Leuten wird ja dringend geraten, sich jährlich gegen die Influenza immunisieren zu lassen. Bei Hunden lauten aber heute die offiziellen Empfehlungen, dass der Schutz vor Viruserkrankungen nur alle drei Jahre aufgefrischt werden sollte. Braucht dein vierbeiniger Oldie die Spritze etwa doch öfter?

Das mit der jährlichen Grippeimmunisierung für Menschen hat den Grund, dass immer viele Versionen von Grippeviren kursieren, und dass diese sich in ständiger Mutation befinden. Deswegen lässt die Weltgesundheitsorganisation WHO jedes Jahr einschätzen, welche Varianten aller Voraussicht nach im folgenden Winter die größten Probleme, also die meisten Infektionen verursachen werden. Diese kleine Auswahl an Erregern ist dann die Basis für den saisonalen Impfstoff.

Nun hat man festgestellt, dass die Immunantwort auf Impfungen bei Senioren deutlich schlechter ist, als bei jungen Menschen. Auch sprechen sie auf neue Erregermutationen viel weniger an, als auf historische Virusvarianten. Man entwickelt daher bereits spezielle Impfstoffe für ältere Leute, um die Wirkung zu optimieren.

Für Hunde aber gibt es keine regelmäßigen Anpassungen der Impfstoffe. Egal, ob Staupe- oder Parvoviren sich verändern, der Inhalt der Spritzen ist seit vielen Jahren gleich. Und da zu häufige Impfungen eine Überlastung für das Immunsystem bedeuten können, bist du mit Umsetzung der Drei-Jahres-Empfehlung der Ständigen Impfkommission der Veterinärmediziner (StIKo Vet) ganz gut beraten. Es gibt auch namhafte Wissenschaftler, die von einem lebenslangen Schutz vor Viruserkrankungen durch nur eine Impfung ausgehen. In meinem Buch „Tierisches Risiko – Parasiten und Prophylaxe beim Hund" gehe ich auf das Thema ausführlich ein.

Zum Schluss die gute Nachricht: Solltest du einen Allergiker haben, bei dem sich die Symptomatik mit zunehmendem Alter verringert, hast du jetzt die Erklärung dafür. Eine Allergie zeigt eine Überreaktion der Immunfunktion. Schwächelt diese, wirkt sich das mit Glück auch auf Fehl- und Überreaktionen aus, was die klinischen Folgen von Allergien und Autoimmunerkrankungen lindern kann.

Bewegung und Fitness

von Katja Wald

Die Muskulatur

Wer rastet, der rostet. Das gilt auch für unsere vierbeinigen Begleiter. Deswegen heißt es: aufgepasst! Das instinktive Bedürfnis nach Bewegung sinkt mit dem Alter. Die Ruhephasen werden ausgedehnter, gerne bleibt unser Senior-Waldi mal länger im Körbchen. Das darf er auch, dennoch sollte auf regelmäßige, altersgerechte Bewegung auf keinen Fall verzichtet werden. Denn schon Leonardo da Vinci sagte: „Alles Leben ist Bewegung, Bewegung ist Leben".

Körperliche Aktivität ist eine Grundvoraussetzung für die Gesundheit jedes Lebewesens. Bewegung fördert nicht nur die allgemeine Fitness, sondern stärkt auch das Immunsystem. Für das Lauf- und Raubtier Hund ist Laufen ein Grundbedürfnis.

Mit dem Älterwerden baut der Hundekörper ab. Muskeln bilden sich zurück, Gelenke werden steifer. Das sind ganz normale Alterserscheinungen. Durch degenerative Beschwerden, also durch verschleißbedingte Erkrankungen wie etwa Arthrose und den damit verbundenen Schmerzen, entsteht bei uns Frauchen und Herrchen (wie heißt das nun eigentlich genderkorrekt…?) vielleicht der Eindruck, dass unser geliebter Senior im Körbchen am besten aufgehoben ist. Beachte aber bitte, dass durch Inaktivität die ohnehin schon schwächere Muskulatur noch schneller atrophiert, also abgebaut wird. Sichtbar ist diese Umfangsabnahme relativ schnell.

Wer schonmal einen Gipsverband getragen hat, hat dieses Phänomen am eigenen Leib erfahren. Nach sechs Wochen Ruhigstellung ist die Muskulatur an der eingegipsten Gliedmaße fast komplett weg. Der Dickenunterschied zum gesunden (belasteten) Bein oder Arm ist deutlich sichtbar. Oder zwei Wochen auf der Sonnenliege am Strand. Abgesehen von möglichen Extra-Kilos, verursacht durch das leckere Buffet im Hotel, bildet sich unsere Muskulatur durch fehlende Bewegung zurück – schon 48 Stunden Inaktivität genügen, um einen zwar geringen, aber durchaus nachweisbaren Muskelabbau in Gang zu setzen. Der Besuch im Fitnessstudio nach dem Urlaub wird vermutlich nicht das reinste Vergnügen und sorgt im Nachgang für deutlichen Muskelkater. Überraschend für manch einen, wie schnell sich unser Körper anpasst.

Der Hundekörper reagiert ebenfalls auf verminderte Aktivität. Die mangelnde Belastung signalisiert ihm, die Muskulatur werde nicht mehr benötigt. Und warum sollte für etwas Energie verschwendet werden, was nicht mehr gebraucht wird? Also weg damit!

Schon mit fünf bis sechs Lebensjahren (abhängig von der Größe und der körperlichen Verfassung des Hundes) beginnt der altersbedingte Abbau. Bei einem Hund im Alter von acht bis zehn Jahren kann man jährlich von bis zu zwei Prozent Reduktion der Muskelmasse ausgehen. Wenn man nicht vorbeugt!

Doch welche Bedeutung hat die Muskulatur eigentlich? Ohne Muskulatur wäre keine Bewegung möglich. Ob der Hund die Ohren spitzt oder einem Hasen hinterherrennt, dies alles ist nur möglich, weil Muskeln ihre Arbeit verrichten.

Die Muskulatur ist ein Teil des aktiven Bewegungsapparates. Etwa 250 verschiedene Muskeln hat ein Hund. Sie stabilisieren die Gelenke, schützen die inneren Organe wie das Herz oder die Lunge und sie sorgen für Bewegung.

Ein weiterer Teil des Bewegungsapparats ist das Skelett, das dem Hundekörper Form und Halt verleiht. Rund 300 Knochen sind im Körper eines Hundes durch Gelenke und Bänder verbunden. Dabei spielt es keine Rolle, ob es sich um einen Chihuahua oder eine Deutsche Dogge handelt. In ihren Grundlagen ist die Anatomie identisch.

Bewegt wird das Knochengerüst durch den aktiven Bewegungsapparat, also durch die Skelettmuskulatur. Die Muskeln sind sozusagen die treibende Kraft des hund'schen Bewegungsapparats. Gesteuert werden die Bewegungen durch das komplexe Zusammenspiel der Muskeln (= aktiver Bewegungsapparat), sowie der Knochen und Gelenke (= passiver Bewegungsapparat).

Wenn sich nun durch verminderte Aktivität im Alter oder schmerzbedingte Schon- und Vermeidungshaltung die Skelettmuskulatur zurückbildet, ist die Stabilität des passiven Bewegungsapparates (also der Knochen und Gelenke) nicht mehr gewährleistet. Und hier beginnt der Teufelskreis: Je weniger Muskulatur den Körper stabilisiert, desto mehr Belastung liegt auf den Gelenken. Sind diese schon durch degenerative Prozesse vorgeschädigt und tun weh, wird der Hund versuchen, diesen Schmerzen durch Vermeidung der Bewegung zu entgehen. Woraufhin sich die Muskulatur langsam aber sicher weiter zurückbildet. Der Hund wird irgendwann nicht nur in der Fortbewegung beeinträchtigt sein, sondern auch Einschränkungen bei anderen Bewegungen (wie zum Beispiel Putzen und Kratzen) spüren.

Die Bedeutung von Schmerzen

Unsere Hunde sind wahre Meister im Verdecken von Schmerzen. Das ist in der Evolution so angelegt: Ein Rudeltier, das eine Schwäche zeigt, läuft Gefahr, seinen Platz in der Rangordnung zu verlieren, und könnte im schlimmsten Fall aus dem Rudelverband ausgeschlossen werden. Daher ist es verständlich, dass Hunde sich Schmerzen nicht anmerken lassen wollen. Aber was bedeutet das im modernen Zusammenleben mit uns Zweibeinern? Nur, weil der Hund nicht laut jammernd in der Ecke liegt, heißt das noch lange nicht, dass es ihm gut geht. Daher ist es von großer Bedeutung, dass wir als Frauchen oder Herrchen genau hinschauen.

Leider erlebe ich es in der Praxis öfter, dass mir die Besitzer sehr überzeugend vermitteln wollen, ihr Hund habe keine Schmerzen. Ich frage dann immer, woher die Leute das so genau wissen. Besonders wenn ich die Halter auf sehr auffällige Gangbilder hinweise, bekomme ich häufig zu hören: „Der ist schon immer so gelaufen". Aha.

Ein „auffälliges Gangbild", also ein Bewegungsbild, das von der Norm abweicht, ist immer ein Hinweis auf eine Ausweichbewegung mit dem Ziel der Schmerzvermeidung. Zum Beispiel: Tut dem Hund die Hüfte weh, bewegt er das Becken so, dass seine Hüfte möglichst gering belastet wird. Was sehen wir? Ein originelles „Arschwackeln", eine typische Ausweichbewegung zur Schmerzvermeidung. Diese Schonhaltung führt dann wieder zur vermehrten Belastung der Wirbelsäule. Und schon beginnt der Teufelskreis. Der Übergang zwischen Brust- und Lendenwirbelsäule wird permanent, also bei jedem Schritt, einer verstärkten Rotationsbewegung ausgesetzt. Da ist es nur eine Frage der Zeit, bis dieser Bereich ebenfalls anfängt, weh zu tun. Der Hund reagiert natürlich auch darauf – er möchte sich ja möglichst leidensfrei fortbewegen – und versucht, den Rücken weitestgehend steif zu halten. Daraus resultieren Muskelverspannungen, diese verursachen weitere Schmerzen. Die Belastung wird nun vermehrt auf die Vorderhand geschoben, und früher oder später sind Ellbogen und Schulter ebenfalls überlastet und tun weh. Irgendwann fällt uns auf, dass der Hund langsamer wird und die Schritte sich verkürzen. „Er wird halt alt" ist dann eine häufige Interpretation davon.

Klar, es gibt auch bei unseren vierbeinigen Freunden Memmen und Helden. Zum Teil auch rassebedingt. Ein Dackel darf im Fuchsbau nicht sagen: „Hey - Fuchs, warte mal, mir tut die Pfote weh". Oder der Border Collie hinter den Schafen: „Ich hab' Rücken und kann heute nicht so schnell laufen. Geht doch bitte allein auf die andere Weide". Es liegt in der Natur des Hundes, die Zähne zusammenzubeißen.

Das ist auch durch den angeborenen Trieb begründet. Beim Ausleben von Jagd- und Hütetrieb werden wichtige Hormone ausgeschüttet. Der Botenstoff Adrenalin zum Beispiel ist dafür zuständig, dass die Herzfrequenz und der Blutzuckerspiegel steigen und die Bronchien erweitert werden. Dadurch kommt der Körper schneller an Energiereserven und ist bereit, zu fliehen oder zu kämpfen. Glückshormone wie Dopamin, Serotonin, Noradrenalin und Endorphine bewirken ein Hochgefühl. Zudem machen diese körpereigenen Opiate schmerzunempfindlich und etwaige Zipperlein werden in dieser Situation nicht mehr gespürt. Das Problem ist dann, dass durch eine mögliche kurzzeitige Überlastung der ohnehin schon geschädigten Strukturen im Nachhinein wieder mehr Schäden und somit Schmerzen entstehen können.

Ebenso gibt es Hunde, die sehr empfindlich reagieren und beim leisesten Wehwehchen auf drei Beinen angehumpelt kommen. Es liegt an uns zu bewerten, ob es Emma oder Paul gut geht.

Wie erkenne ich, ob mein Hund Schmerzen hat?

Jede Abweichung vom gewöhnlichen Verhalten kann ein Anzeichen dafür sein, dass der Hund Schmerzen hat. Manche davon sind offensichtlich:

Ein deutliches Lahmen oder Nicht-Aufsetzen einer Gliedmaße ist für jedermann sofort zu erkennen. Auch bei einer eingeklemmten Rute, Zittern oder einem stark aufgewölbten Rücken ist es klar, dass es unserem Hund nicht gut geht.

Weitere Zeichen sind schnelle Atmung, starkes Hecheln ohne vorhergehende Anstrengung, hochgezogene Lefzen oder Appetitlosigkeit. Wenn plötzlich Lieblingsleckerlis verschmäht werden, ist ganz sicher irgendwas nicht in Ordnung.

Schwieriger wird es bei den kleinen Veränderungen. Abweichungen vom normalen, gesunden Bewegungsablauf erkennt nur ein geschultes Auge, so subtil stellen sie sich dar: Gelegentliches Krallenschleifen vielleicht, schräges Sitzen auf nur einer Pobacke, oder Liegen auf nur einer Seite des Körpers. Häufiges Drehen vor dem Hinlegen oder Zögern vor dem Sprung ins Auto oder aufs Sofa. Weniger Lust am Spielen, oder der Spielkamerad von der Hundewiese wird plötzlich „grundlos" angeknurrt. Der Hund geht nicht mehr so häufig freiwillig ins Obergeschoß oder läuft die Treppe in einer schrägen Körperhaltung nach oben. Starkes Belecken einer Pfote oder

Gliedmaße, immer wiederkehrendes Beknabbern der gleichen Stelle. Der Hund schüttelt sich nicht mehr nach dem Aufstehen. Oder er schüttelt sich nicht mehr von „vorne bis hinten". Es gibt viele kleine Hinweise, die bei genauer Beobachtung zu einem Ergebnis führen dürften: Irgendwo tut irgendwas weh.

Tipp: Mögliche Anzeichen von Schmerzen beim Hund

- Plötzliches Aufschreien oder Winseln
- Humpeln
- Appetitlosigkeit
- Schnelle oder sehr flache Atmung
- Vermehrtes Hecheln
- Vermehrtes Kratzen oder Belecken
- Zögern vor dem Sprung z.B. ins Auto
- Ungewohntes Ausweichen bei Berührungen
- Ungewöhnliches Verhalten (Unruhe, Apathie, Aggressivität…)

Leider übersehen viele Hundebesitzer die Zeichen oder sie wollen erstmal abwarten, ob sich die Symptome verstärken. Wenn die Schmerzen dann offensichtlich sind, hat unser vierbeiniger Freund oft schon einen langen Leidensweg hinter sich, und eine vollständige Heilung ist unter Umständen nicht mehr möglich.

Aus einer länger andauernden Schonhaltung folgt, dass gesunde Strukturen überlastet werden und durch dauerhafte Muskelverspannungen Folgeerkrankungen entstehen können. Darum ist eine frühzeitige Schmerzbekämpfung so wichtig. Ein weiterer Grund ist, dass sich ein sogenanntes Schmerzgedächtnis entwickeln kann. Der Körper merkt sich die Schmerzen, diese hinterlassen sozusagen Spuren. Unser Hund hat selbst dann noch Beschwerden, wenn die eigentliche Ursache des Schmerzes beseitigt ist. In diesem Stadium ist der chronische Schmerz zu einer eigenständigen Erkrankung geworden, und eine Therapie ist deutlich aufwendiger oder teilweise sogar unmöglich.

Der „Teufelskreis"

Neulich beim Anamnesegespräch: Die Besitzerin von Fly vermutet, dass ihre Hündin schlecht sieht. Mehrere Male war sie beim Versuch, aufs Bett zu hüpfen, nicht hoch genug gesprungen und auf der Hälfte wieder abgerutscht. Meine Untersuchung ergab mehrere Blockaden in Flys Brustwirbelsäule. Aua. Nach manuellem Lösen der Blockaden und entsprechender Nachbehandlung sprang Fly am selben Abend - sie flog quasi – wieder aufs Bett. Manchmal kann es so einfach sein.

Was wäre nun passiert, wenn Flys Blockaden nicht rechtzeitig erkannt worden wären?

Vielleicht gar nichts. Im günstigen Fall entspannt sich die Muskulatur von allein wieder, die Blockade nutzt die Gelegenheit, sich selbst zu lösen, und der nächste Ausflug auf die Spielwiese oder den Hundeplatz kann beginnen.

Im schlimmsten Fall aber hätte sich im Laufe der nächsten Jahre eine Arthrose der Wirbelgelenke und eine Schmerzerkrankung des gesamten Bewegungsapparates entwickeln können. Dazu muss ich nun etwas weiter ausholen und dir die Zusammenhänge im Hundekörper erklären.

Vielleicht hat sich Fly diese Blockade beim Toben auf der Hundewiese und dem Zusammenprall mit ihrem Freund Tobi geholt. Oder auch beim letzten Fun-Agility Training, als sie beim letzten Sprung zu schräg angesetzt und die Stange gerissen hat.

Blockaden sind vorübergehende Einschränkungen der Beweglichkeit eines oder mehrerer Gelenke. Auslöser können Fehlbelastungen, Überbeweglichkeit, muskuläre Dysbalancen oder auch eine zu schwache Haltemuskulatur sein.

Röntgenologisch sind diese Blockaden nicht abbildbar, aber der Körper reagiert darauf mit einem Schutzmechanismus. Der Muskeltonus, also der Spannungszustand in der Muskulatur erhöht sich, um das betreffende Gelenk zu schützen. Tut ja weh bei der Bewegung. Dadurch kommt es zu reflektorischen Verspannungen und als Folge zum Ungleichgewicht mit Bewegungseinschränkungen und Schmerzen. Und diese führen zur Schonhaltung. Das kennt jeder von uns, der schon mal „Rücken" hatte. Durch die Muskelverspannungen entstehen unphysiologische Druck- und Scherkräfte, also ungleichmäßige Belastungen auf die Gelenke. Auf diese Überforderung folgen Funktionseinschränkung und Bewegungssperren des Gelenks. Jetzt können normale Bewegungsabläufe nur noch sehr schwer oder gar nicht mehr ausgeführt werden.

Als weitere Folgeerscheinung kann es im Laufe der Zeit zu Veränderungen in der Gelenkstruktur kommen. Diese sind dann tatsächlich irgendwann röntgenologisch darstellbar. Nämlich als Arthrosen oder Spondylosen, also degenerative Veränderungen an den Gelenken und Wirbeln.

Und dann, wenn unser Hund deutlich langsamer wird, die Bewegungsfreude sichtlich nachlässt, dann heißt es: „Er ist eben nicht mehr der Jüngste…". Sicherlich sind viele Erkrankungen des Bewegungsapparates dem Alter geschuldet. Vieles kannst du nicht aufhalten, aber du kannst den körperlichen Zustand beeinflussen. Beobachte deinen Hund genau.

Und bei ersten Anzeichen oder wenn du dir unsicher bist: Stell ihn einem Hundephysiotherapeuten oder -osteopathen vor. Durch routinemäßige Kontrollen, durch frühzeitige Diagnose und entsprechende Therapien, können viele Erkrankungen des Bewegungsapparates in ihrer Entstehung gebremst werden. Einfache Blockaden findet der geschulte Therapeut sofort, kann diese lösen und damit möglicherweise den Teufelskreis durchbrechen – oder von vornherein verhindern, dass dieser sich schließt.

Dieses Buch ist aber kein Ratgeber im Sinne von „was hätte ich in den letzten zehn Jahren alles tun können, um meinem vierbeinigen Freund Schmerzen im Alter zu ersparen". Wenn dein Hund heute, während du dieses Buch liest, noch jung ist, dann weißt du in Kürze, wie du vielen altersbedingten Problemen des Bewegungsapparates vorbeugen kannst. Falls dein Hund schon das Seniorenalter erreicht hat, kannst du ihm mit den folgenden Übungen helfen, seine Rentenjahre zu verbessern.

Die manifestierten Erkrankungen des Bewegungsapparates beschreibe ich im Kapitel „Geriatrie" ab Seite 138.

Gesunder Hund in gesundem Körper

Warum eine gut trainierte Muskulatur wichtig ist, habe ich dir im letzten Kapitel schon erklärt. Ein fitter Hund kommt im Alltag besser zurecht, eine gut ausgeprägte Muskulatur stabilisiert die Gelenke und schützt vor Verletzungen.

Das Ziel des Trainings ist es, die körperliche Leistungsfähigkeit zu verbessern oder zu erhalten. Steigerbar sind grundsätzlich Kraft, Schnelligkeit, Ausdauer und Beweglichkeit, wobei die Schnelligkeit bei unseren Hundesenioren sicherlich keine entscheidende Rolle spielt. Wichtig beim Fitnessprogramm ist, dass die Übungen gezielt aufgebaut und die Belastungen individuell auf jeden Hund abgestimmt werden. Hierbei sind einige Regeln zu beachten:

Aufwärmen

Vor den eigentlichen Übungen solltest du unbedingt deinen Hund aufwärmen. Damit steigerst du die Leistungsfähigkeit, erhöhst Motivation und Konzentration und aktivierst den Stoffwechsel. Was den Bewegungsapparat angeht, beugst du Verletzungen vor, denn in der Aufwärm-Phase wird die Bildung der Gelenkschmiere angeregt, die Muskulatur besser durchblutet und die Dehnfähigkeit der Bänder und Sehnen verbessert, sprich: der gesamte Bewegungsapparat wird geschmeidiger.

Wir wollen mit unserem Senior keinen Leistungssport mehr machen. Das Training muss individuell auf ihn abgestimmt sein und ist selbstverständlich abhängig davon, was ihm überhaupt noch möglich ist. Wenn zum Beispiel unsere längsten Gassi-Runden nur noch fünfzehn Minuten im langsamen Schritt vonstattengehen, brauchen wir davor kein umfangreiches Aufwärmen. Bevor wir aber gymnastische Übungen oder eine Gleichgewichtsschulung durchführen, ist eine gute Vorbereitung als Verletzungsprophylaxe durchaus sinnvoll.

Es gibt hier keine allgemeingültige Regel im Sinne von „man nehme fünf Minuten lockeres Traben an der Leine". Grundsätzlich solltest du dich hierzu von deinem Therapeuten beraten lassen. Dieser kann dir nach einer eingehenden Untersuchung ganz gezielt erklären, was für deinen vierbeinigen Freund am meisten Sinn macht.

Fitnesstraining

Das Fitnesstraining soll bei unseren Senioren in erster Linie dem Abbau der Muskulatur entgegenwirken. Dazu müssen jedoch gewisse Trainingsreize gesetzt werden. Um dies verständlicher zu machen, kommt hier ein kleiner Ausflug in die Trainingslehre:

Prinzip des trainingswirksamen Reizes

Der Belastungsreiz muss eine gewisse Intensitätsschwelle überschreiten, um für den Organismus wirksam zu werden. Dies bedeutet zum Beispiel, dass ein Spaziergang von zehnminütiger Dauer für einen Hund, der problemlos eine Stunde am Stück laufen kann, keinen Trainingseffekt haben kann.

Prinzip der optimalen Gestaltung von Belastung und Erholung

Nach einer angemessenen Trainingseinheit benötigt der Organismus Zeit zur Regeneration, bevor die nächste Belastung erfolgen sollte. Das heißt im Klartext, dass dein vierbeiniger Freund nach seinem Gassigang eine Erholungspause braucht, damit der Körper sich regenerieren kann und wieder fit für den nächsten Ausflug ist.

Prinzip der Wiederholung und Kontinuität

Ein einmaliges Training reicht nicht aus, um eine dauerhafte Anpassung des Organismus zu erreichen. Dazu sind wiederholte Belastungen erforderlich – wir müssen also regelmäßig und kontinuierlich mit unserem vierbeinigen Senior üben.

Es gibt noch eine ganze Reihe weiterer Gesetzmäßigkeiten zur Trainingsgestaltung. Diese sind für das Fithalten unseres älteren Begleiters aber nicht von Bedeutung.

Cool-Down

Auch wenn die Belastung bei unseren Senioren kein Hochleistungssport mehr ist, sollten wir uns dennoch angewöhnen, ein kurzes Cool-Down Programm durchzuführen. Ziel des Abwärmens ist es, die Regeneration zu fördern sowie Kreislaufprobleme und Muskelkater zu vermeiden.

Auch das hört sich vielleicht nach mehr Aufwand an, als es wirklich ist. Nachdem ihr ein paar gymnastische Übungen durchgeführt habt, geh einfach noch ein paar Schritte spazieren und lass deinen Hund nach Herzenslust schnuppern und sich gegebenenfalls nochmal lösen. Dabei kannst du gut beobachten, ob dir irgendwas am Bewegungsbild auffällt. Siehst du Taktunreinheiten oder Lahmheiten, die vielleicht durch die Belastung verstärkt wurden? Solche Informationen sind für eine mögliche Behandlung durch deinen Tierarzt oder Therapeuten wichtig.

Zum Schluss darfst du die besonders beanspruchten Muskelgruppen leicht massieren und ausstreichen. Das kann hervorragend mit dem Abtrocknen oder Zeckenabsuchen verbunden werden und kostet somit kaum zusätzliche Zeit.

Im nächsten Kapitel stelle ich dir ein paar allgemeine Übungen vor, die du mit deinem Senior ausführen kannst. Bitte beachte aber, dass unter Umständen nicht alle davon für deinen Hund geeignet sind. Der Hundephysiotherapeut deines Vertrauens kann dir gezielte Tipps geben, welches Trainingsprogramm am sinnvollsten ist.

Übungen für den Senior

Um unseren Hund altersgerecht auszulasten, gibt es verschiedene Möglichkeiten. Ziel aller Übungen ist es, durch Verbesserung von Kraft, Koordination, Tiefensensibilität und Ausdauer einer Abnahme der Muskelmasse entgegenzuwirken, um dadurch die Gelenke optimal zu entlasten und degenerative Prozesse zu verlangsamen.

Grundsätzlich sind folgende Techniken geeignet:

Isometrische Übungen

Isometrisches Training ist eine Form des Krafttrainings, bei der Muskeln angespannt werden, ohne dass sich deren Länge verändert. Sie sind daher gut für Hunde geeignet, die – etwa nach einer Operation - keine belastenden Bewegungen durchführen sollen. Isometrische Übungen eignen sich hervorragend zur Stärkung der Muskulatur, ohne die Gelenke zu überfordern.

Beispiele für Isometrische Übungen:

Du kniest vor deinem stehenden Hund und legst deine Hände von vorne seitlich auf seine Schulter. Nun schiebst du beide Hände mit sanftem Druck nach hinten, so als wolltest du deinen vierbeinigen Freund wegschieben. Ziel ist, dass er eine Gegenspannung aufbaut. Falls er einen Schritt nach hinten macht, war der Druck durch deine Hände zu groß.

Diese Übung kannst du auch umgekehrt ausführen. Du kniest hinter deinem stehenden Hund und legst deine Hände von hinten an seine Oberschenkel. Der Druck erfolgt nun Richtung Kopf (siehe Fotos nächste Seite).

Trainingsempfehlung:

Häufigkeit: 3 - 4 x pro Woche

Wiederholungen: 2 - 3 x je Position

Pause: 10 - 30 Sekunden zwischen den einzelnen Trainingseinheiten

Dauer: je 3 Sekunden pro Griff

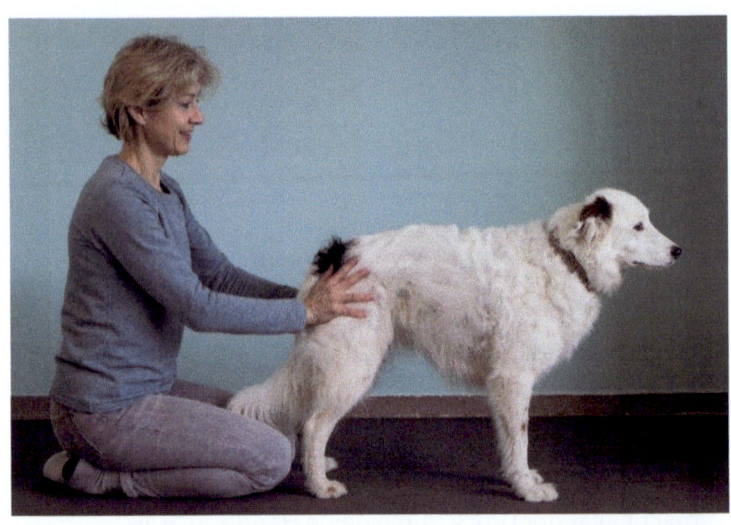

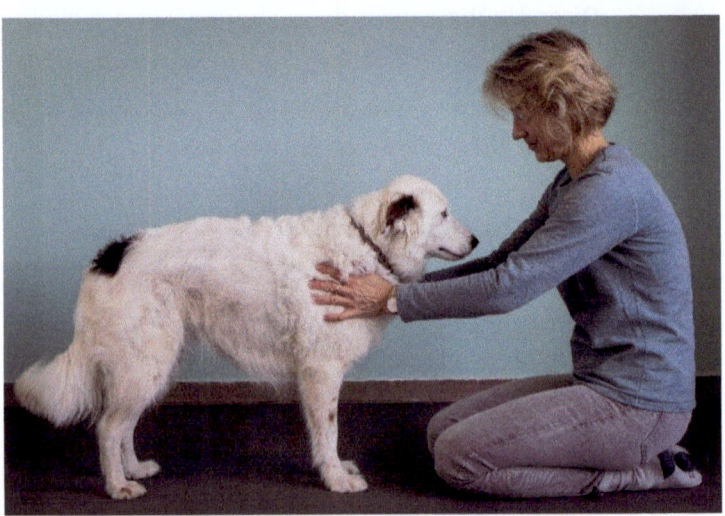

Isometrische Übungen: Es sieht nach wenig aus, fördert aber Kraft und Koordination. (Fotos: Thiel)

Wenn dein Senior gut mitturnt, kannst du die Belastungen im Laufe der Zeit langsam steigern.

Propriozeptive Übungen

Propriozeptives Training bedeutet, dass die Tiefensensibilität geschult und dadurch das Koordinationsvermögen und die Feinmotorik verbessert werden. Die Propriozeption beschreibt eine komplexe Sinneswahrnehmung. Der Körper informiert das Gehirn über die Position beziehungsweise das Aktivitätslevel der Muskeln, Sehnen und Gelenke.

Beispiele für Propriozeptive Übungen:

Laufen im Schritt auf unebenen Untergründen oder Stehen auf beweglichen Unterlagen. Solche Übungen können gut in den täglichen Spaziergang integriert werden. Statt auf dem normalen Waldweg kannst du zum Beispiel einfach mal querfeldein laufen oder im Wald über Äste steigen. Dein Vierbeiner muss sich wesentlich mehr anstrengen und auf den Weg achten. Hierbei werden auch die Hinterbeine aktiviert, deren Muskulatur beim normalen Gehen auf asphaltierten Wegen häufig wenig beansprucht wird. Zuhause kannst du die Koordination üben, indem du deinen Hund über instabile Untergründe, wie etwa über eine halb aufgeblasene Luftmatratze oder eine Schaumstoffplatte gehen oder darauf stehen lässt. Für fortgeschrittene Vierbeiner kann das Ausbalancieren auch auf einem Wackelbrett, Balancekissen oder Physioball geübt werden. Auf derartigen instabilen Unterlagen reichen ganz kleine Bewegungen aus, um durch den Gleichgewichtsausgleich die Propriozeption zu trainieren.

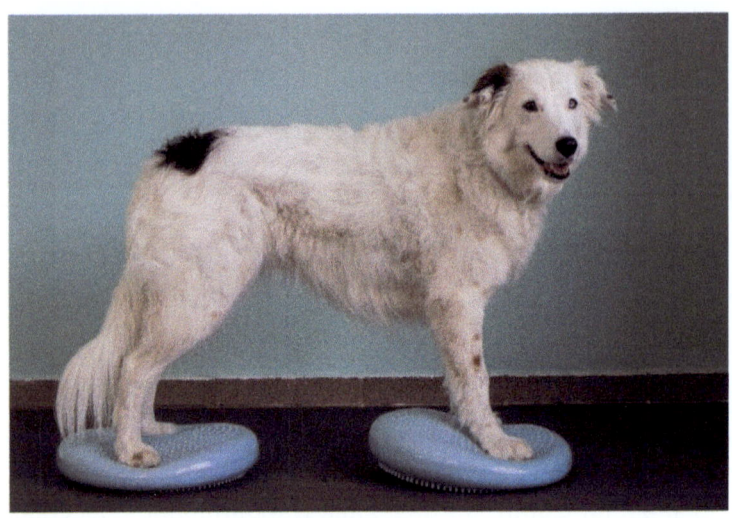

Eine wackelige Angelegenheit - fördert aber Gleichgewichtssinn und Propriozeption (Foto: Thiel)

Aktive Bewegungsübungen

Die effektivste Steigerung der Muskelkraft erreichst du durch Aufgaben, die eine aktive Muskeltätigkeit deines Seniors erfordern. Diese Übungen müssen individuell nach dem gesundheitlichen Zustand und der Kondition deines Hundes ausgesucht werden. Zu diesen Programmen zählen zum Beispiel das Wiederholen von Bewegungsübergängen (vom Sitz in die Platzposition, Aufstehen und wieder Hinlegen), Rückwärtsgehen, das Rauf- und Runterlaufen an kleinen Böschungen, Gehen im Sand oder Hindernisparcours mit Slalom und Cavaletti.

Durch regelmäßiges Üben erreichst du im Idealfall eine verbesserte Motorik, Koordination sowie Beweglichkeit und Kraft. Selbst wenn aufgrund des Alters oder körperlichen Zustandes deines Hundes keine wesentliche Verbesserung des

Bewegungsablaufs mehr zu erwarten ist, verlangsamst du dadurch zumindest die Degeneration.

Degility

Degility ist ein Trend, der sich aus dem Agility-Sport entwickelt hat. Der Unterschied besteht in der Geschwindigkeit, mit der die Aufgabe bewältigt wird. Der Hund soll einen auf seine individuellen Fähigkeiten und Möglichkeiten abgestimmten Parcours durchlaufen, jedoch ohne Zeitvorgabe und abrupte Stoppbewegungen. Es gibt kein festes Schema, wie die Strecke aufgebaut wird. Bei der Wahl der eingesetzten Geräte sind der Fantasie keine Grenzen gesetzt. So kommen zum Beispiel Hindernisse aus dem Agility zum Einsatz. Ein Steg kann auf einer niedrigen Stufe eingestellt werden. Rampen oder Tunnel in verschiedenen Längen bieten sich wunderbar zur Festigung des Selbstvertrauens an. Geräte, die wir zum Training der Propriozeption nutzen, lassen sich sehr gut in die Trainingsstrecke einbauen. Auch verschiedene Untergründe wie weiche Matratzen oder Balance-Sitzkissen darfst du integrieren. Cavalettis, gerne als „Stangensalat" angerichtet, fordern die Konzentration und aktivieren die Hinterhand.

Der Parcours muss natürlich auf den individuellen Fitnessstand deines Seniorensportlers abgestimmt sein. Das Wichtigste beim Degility sind der Spaß und die Bewegung. Ein Vorteil ist, dass die Anforderungen sehr individuell gestaltet werden können, so dass die Sportstunde für jederhund zu bewältigen ist. Vielleicht bietet deine örtliche Hundeschule oder ein Hundephysiotherapeut in deiner Nähe Kurse für die älteren vierbeinigen Semester an. Oder lass dir von deinem Therapeuten ein paar Übungen und Geräte zeigen, die du in deinem Garten aufbauen kannst.

Seniorenturnen macht Spaß und ist für fast alle Vierbeiner eine willkommene Abwechslung. Und du weißt ja: Canis sano en corpore sano – Gesunder Hund im gesunden Körper.

Je nach körperlicher Einschränkung deines Seniors sind möglicherweise nicht alle Übungen geeignet. Zum Beispiel ist bei einer Spondylose mit Entzündungsprozess eine Rotationsbewegung der Wirbelsäule, wie sie beim langsamen Slalom durch die Beine erfolgt, absolut kontraindiziert. Alle Schmerzzustände schließen eine aktive Bewegungstherapie aus, bis sich die Verfassung deines Hundes gebessert hat. Ebenso darf bei gestörtem Allgemeinbefinden oder akuten Erkrankungen keine zusätzliche Belastung erfolgen.

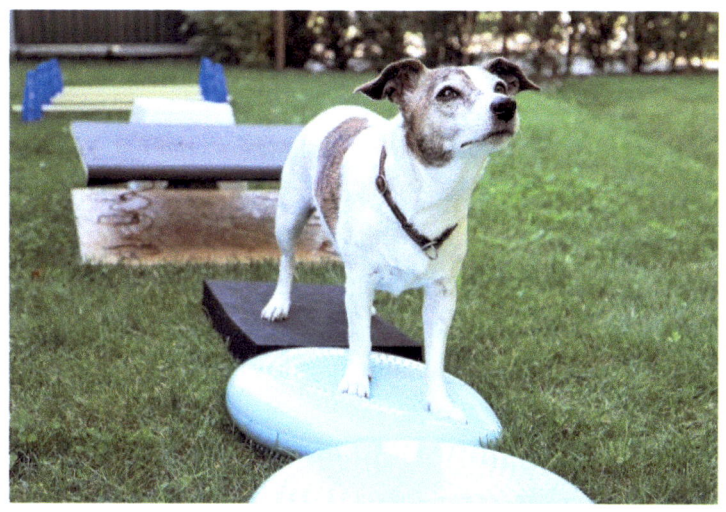

Regelmäßiges Seniorenturnen hält Emmy (13) fit (Foto: Wald)

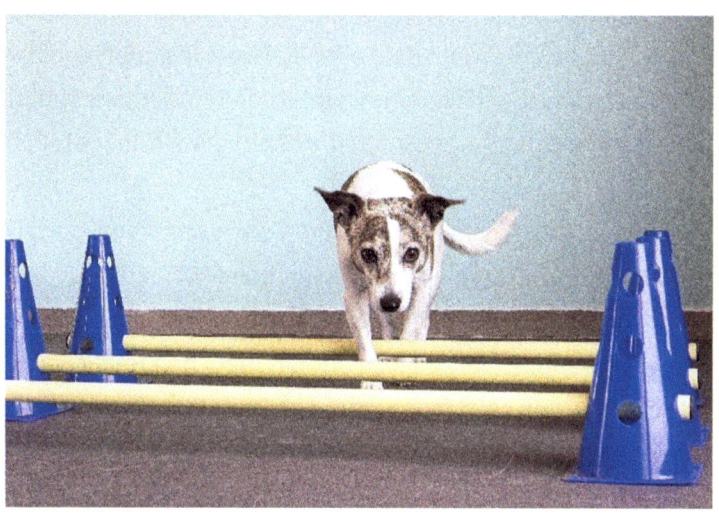

Bunte Stangen übersteigen macht dem Seniorhund Spaß und übt die Koordination und die Sinne (Foto: Thiel)

Mentales Training - Spaß und Spiel

Zur Gesunderhaltung deines Seniors gehört auch die tägliche Party. Spaß haben und lustig sein, das hält jung. Leider höre ich von Frauchen und Herrchen immer wieder, dass ihre vierbeinige Grauschnauze nicht mehr spielen möchte. Das stimmt aber in der Regel so nicht. Der alte Kumpel hat mit Sicherheit ein erhöhtes Schlafbedürfnis und verlängerte Ruhezeiten. Mag auch sein, dass er nicht mehr wie wild auf der Hundewiese mit allen Jungspunden toben will. Aber Abwechslung möchte er ganz sicher noch! Jetzt liegt es an dir herauszufinden, was deine Grauschnauze motiviert und womit du sie aus der Reserve lockst. Genau richtig gelesen - du musst deinen Hund animieren. Nicht umgekehrt. Mag sein, dass er dir in den letzten zwölf Jahren immer den Ball vor die Füße gelegt hat. Jetzt bist du dran.

Natürlich wird das Spaßprogramm dadurch begrenzt, was vom Bewegungsapparat und den Sinnen her überhaupt noch möglich ist. Wenn dein alter Gefährte fast taub und blind ist, sind die Möglichkeiten eingeschränkt. Aber eins funktioniert bei den meisten Hunden noch bis ins hohe Alter: Die Nase!

Eine entsprechende geistige Förderung kann übrigens auch die Symptome einer Altersdemenz (Kognitive Dysfunktion, siehe Seite 85) hinauszögern. Das Gehirn ist ein echtes Power-Organ, es verhält sich aber in manchen Bereichen wie der aktive Bewegungsapparat, also die Muskulatur. Wird es nicht mehr gebraucht, reduziert sich die Funktion. Das kennt jeder von uns, dessen Schulkarriere schon einige Jahre zurückliegt. Wenn wir plötzlich wieder irgendwas lernen müssen oder wollen, sei es eine Fremdsprache in der Volkshochschule oder ein neues Computerprogramm für die Arbeit, dann fällt uns das erst mal ganz schön schwer. Im Laufe der Zeit, also bei regelmäßiger Nutzung unserer grauen Zellen, geht es dann wieder deutlich besser – auch lernen kann man trainieren. Bei unseren Hunden ist das genauso. Sie können ein Leben lang Neues aufnehmen.

Suchspiele

Schnüffelteppich

Bei sehr eingeschränkter Beweglichkeit kannst du deinem Hund einfach einen Schnüffelteppich vor die Nase legen. Dieses wuschelige Gebilde aus alten Stoffresten oder Fleece-Decken lässt sich auf einschlägigen Webseiten bestellen oder vom handwerklich geschickten Hundehalter selber basteln. Anleitungen dazu finden sich im Internet. Zwischen den langen Fransen oder in aufgenähten Taschen werden Leckerlis versteckt. Der Senior schnüffelt sich durch die Fetzen, um die Leckerbissen rauszufischen. Ich habe noch keinen Hund kennengelernt, der das nicht mit Begeisterung macht.

Leckerli suchen

Zuerst legst du das Leckerli so hin, dass deine graue Schnauze sieht, wo der Keks versteckt ist. Also am besten ganz in der Nähe des Körbchens. Es muss natürlich etwas sein, wofür sich das Aufstehen lohnt. Dann animierst du deinen Hund und verbindest das Ganze mit einem Kommando wie zum Beispiel „Such". Ist der Groschen gefallen, kannst du die Entfernung langsam vergrößern, irgendwann vielleicht sogar das Leckerli in einem anderen Raum verstecken. Dieses wunderbare

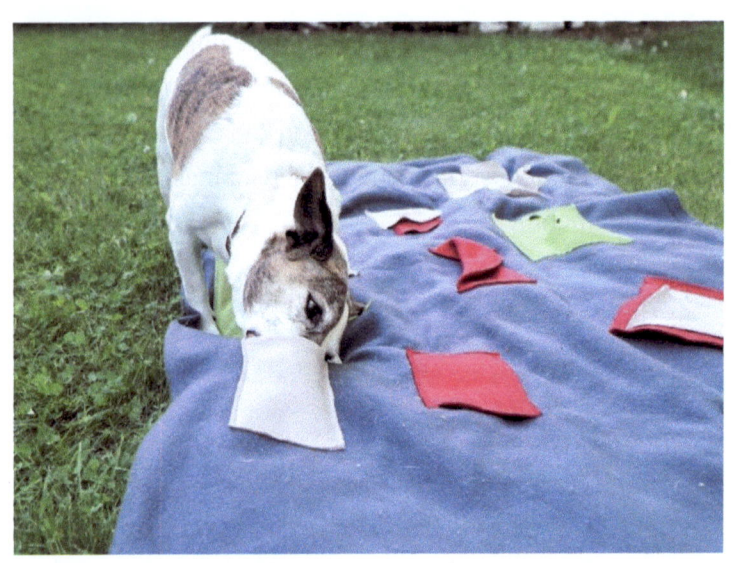

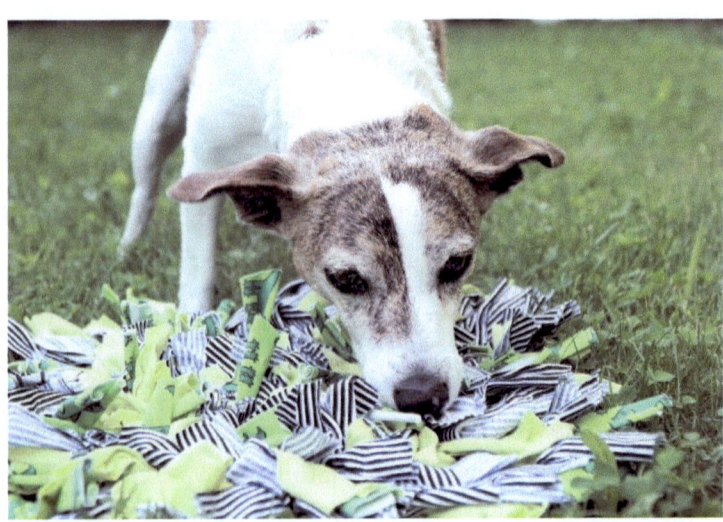

Leckerchen suchen Senioren mit Begeisterung. Sind auch die Augen nicht mehr die besten - die Nase macht's! (Fotos: Wald)

Bewegungs- und Schnüffelspiel macht den meisten Hunden Freude bis ins hohe Alter. Bei futtermotivierten Beschäftigungen solltest du allerdings auf die Energiemenge achten und die Keksdosis von der täglichen Futterration abziehen.

Tricks

Als dein pelziger Begleiter noch jung war, hast du ihm sicherlich einige Tricks beigebracht. Vielleicht hat er gelernt, Pfötchen zu geben oder sogar Gegenstände zu apportieren. Schau doch mal, was davon noch abrufbar ist. Vielleicht erinnert sich dein Hund wieder schnell an diese Übungen. Oder erarbeite mit ihm zusammen neue Kunststücke. Auch im Alter können Hunde noch Bewegungsabläufe lernen. Klar geht es nicht mehr so schnell, möglicherweise sind viele Wiederholungen erforderlich. Es geht hier aber nicht um Leistung, sondern um altersgerechte Beschäftigung und Arbeit für die grauen Zellen. Sogar Hunde mit körperlichen Defiziten sind in der Lage, neue Tricks zu erlernen. Ein langsames „Slalomlaufen durch deine Beine" ist zum Beispiel eine gute Übung, um die Wirbelsäule zu mobilisieren und erfordert gleichermaßen Koordination und Konzentration.

Hierzu stellst du dich im Ausfallschritt neben deinen Hund und hältst den Keks auf deine andere Körperseite. Wenn dein Senior dem Leckerli hinterherläuft, bekommt er die Belohnung natürlich, sobald er durch deine Beine durchgelaufen ist. Dann stellst du dein anderes Bein im Ausfallschritt nach vorne und lockst deinen Sportsfreund mit dem Keks wiederum auf die andere Seite.

Mal nicht so ernst: Rassengerechte Beschäftigung

Wie beschäftige ich Hütehunde, Jagdhunde und Straßenhunde, die als "Familienhunde" gehalten werden? Hütehunde können z.B. bunte Bälle hüten (Treibball). Jagdhunde lässt man lustige Spielsachen apportieren, und Straßenhunde dürfen täglich eine Stunde zwischen den Mülltonnen schnüffeln. Entgegen landläufiger Vorurteile ist das Wetten auf den Dax an der Börse für den Dackel (Dachshund) keine angemessene Beschäftigung.

Hilfsmittel

Und plötzlich ist es Realität. Manche Einschränkungen sind nicht mehr zu übersehen. Luna oder Lucky mag keine Treppen mehr laufen, zögert vor dem Sprung ins Auto, vielleicht müffelt sogar das Körbchen morgens nach Urin. Diese und andere Anzeichen machen deutlich, dass unser alter Freund Unterstützung benötigt. Die gute Nachricht: Es gibt viele bezahlbare Hilfsmittel, die unserem vierbeinigen Senior den Alltag erleichtern können.

Orthopädische Hundebetten

Ältere Hunde haben ein erhöhtes Ruhebedürfnis, sie verbringen mehr und mehr Zeit mit Schlafen. Ein bequemer, ruhiger und zugluftfreier Ruheplatz ist daher wichtig, die Anschaffung eines orthopädischen Hundebetts lohnt sich. Eine viskoelastische Matratze verhindert Liegeschwielen an den Ellbogen und sorgt dafür, dass die möglicherweise arthrotischen Gelenke weich gelagert werden können. Das Hundebett sollte groß genug sein, damit unsere graue Schnauze eine bequeme Liegeposition finden kann. Obwohl viele Hunde gerne in Körbchen mit erhöhten Seiten liegen, können diese den Ein- und Ausstieg erschweren. Optimal ist daher eine Schlafstätte, die einen niedrigen Einstieg und an den anderen Seiten Möglichkeiten zum Anlehnen bietet. Im Hinblick auf eventuellen Harnverlust hat sich als Material wasserundurchlässiges, abwaschbares Kunstleder bewährt. Gemütlich kann man das Ganze dann mit waschbaren Decken, Kissen und bei Bedarf Inkontinenzeinlagen auskleiden.

Napferhöhung

Für manch vierbeinigen Senior kann eine Napferhöhung sinnvoll sein. Bei Problemen des Bewegungsapparates - speziell der Wirbelsäule, der Schultern oder der Ellbogengelenke - trägt die erhöhte Positionierung des Fressnapfes zur Entlastung bei. Der Behälter sollte etwa in Ellbogenhöhe stehen, so dass dein Hund sein Futter bequem zu sich nehmen kann. Ideal ist es, wenn der Kopf beim Fressen möglichst gerade gehalten wird und die Speiseröhre nicht abknickt.

Inkontinenzeinlagen und Windeln

Hunde sind sehr reinlich und lieben eine saubere Umgebung. Harnträufeln ist für den Hund genauso unangenehm, wie die möglichen Gerüche für dich. Zum Auslegen des Körbchens haben sich Inkontinenzeinlagen bewährt.

Sollte der Urinverlust größere Ausmaße annehmen, kann dies auch mit Windeln aufgefangen werden. Für viele Hunde eignen sich handelsübliche Babywindelhöschen, in die man für die Rute ein Loch schneidet. Es gibt aber auch spezielle Schutzvorrichtungen für Hunde. Hier haben Hündinnen die Höschen an, die Rüden tragen Bauchgurt, der die saugfähige Einlage fixiert. Wichtig ist, die Windeln regelmäßig zu wechseln, damit sich keine Scheuerstellen, Bakterien- oder Pilzinfektionen bilden können. Sowohl Inkontinenzeinlagen als auch Hundewindeln gibt es in waschbarer Form oder als Einmaleinlagen.

Wärmemäntel, Regenmäntel

Ältere Hunde frieren viel schneller als jüngere. Durch das reduzierte Bewegungsbedürfnis oder mögliche Schmerzen kann dein grauer Begleiter sich nicht mal eben schnell warm-laufen, wenn er friert. Dazu kommt, dass das Immunsystem bei älteren Hunden schwächer ist und die Infektanfälligkeit steigt. Gelenkschmerzen, wie sie bei Arthrosen oder Spondy-losen entstehen, werden durch Kälte verschlimmert. Aus die-sen Gründen ist für die Gesundheit und das Wohlbefinden un-seres alten Freundes immens wichtig, dass ein Auskühlen ver-hindert wird.

Es gibt eine Vielzahl an modischen und praktischen Hun-demänteln. Bewährt haben sich Modelle, die mit verschiede-nen Schlaufen und Befestigungen am Rutschen gehindert werden, so dass eine problemlose Fortbewegung möglich ist. Gerne empfehle ich auch zweischichtige Mäntel. Außen findet sich eine wasserabweisende Schicht für Regenwetter, innen kann eine Fleece-Einlage eingeknöpft werden, so dass der Mantel für jede Temperatur passt. Hundepullover aus Wolle oder Baumwolle eignen sich für Spaziergänge im Freien nur bei trockenem Wetter - saugt sich das Material mit Feuchtig-keit voll, friert dein Senior erst recht.

Wenn möglich, nimm deinen Hund mit zur Anprobe. Die Passform der im Handel erhältlichen Mäntel und Pullover ist sehr unterschiedlich, und guter Sitz garantiert größtmögli-chen Schutz und Bewegungsfreiheit.

Treppengitter

Wenn Waldi oder Flocke tüddelig werden, vielleicht nicht mehr so gut sehen oder gar gelegentlich orientierungslos sind, empfiehlt sich die Anbringung eines Treppengitters. Auch in fremder Umgebung, wie in der Ferienwohnung im Urlaub, solltest du steile Treppen absichern. Geeignet sind handelsübliche Modelle als Schutz für kleine Kinder, erhältlich im Internet oder im Fachhandel.

Rampe fürs Auto

Selbst wenn dein Senior dich nicht überall hinbegleitet, gelegentlich muss eine Autofahrt sein, ob zum Tierarzt, Tierheilpraktiker oder zur Physiotherapie. Und hier wird es meist früh deutlich: Der Einstieg ins Auto kann für deinen Seniorhund beschwerlich sein. Ein handliches Modell nimmst du einfach auf

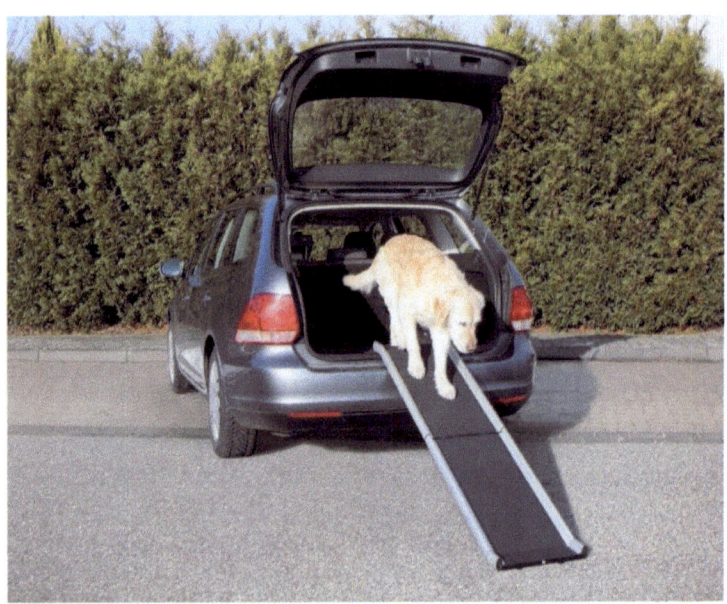

Das Rampentraining sollte abgeschlossen sein, lange bevor der Hundesenior auf das Hilfsmittel angewiesen ist (Foto: TRIXIE)

den Arm und spielst Hundelift. Schwieriger ist es für Frauchen und Herrchen von Labradoren, Schäferhunden, Doggen und Co. Solch großen Hunden erleichtert eine Rampe oder eine faltbare Treppe den Ein- und Ausstieg in den Laderaum. Wichtig ist, dass du das Benutzen der Rampe rechtzeitig mit deinem Hund übst. Für große Hunde sind derartige gelenkschonenden Einstieghilfen fürs Auto auch schon in jüngeren Jahren kein Fehler. Vor allem das Herunterspringen belastet die Vorderhand – mit Einsatz der Rampe lassen sich Mikroverletzungen verhindern.

Stufen vor der Couch

Gleiches wie für den Kofferraum gilt für Couch und Co. Auch hier wird das Hoch- und Runterspringen im Alter beschwerlich. Hilf deinem Senior durch eine Rampe oder rutschfeste Stufen vor der Couch, damit er seine Gewohnheiten nicht ändern muss. Wahlweise genießt du nach vielen Jahren - endlich wieder - Platz auf dem Sofa. Viele Hunde ändern ohnehin im Alter ihre Vorlieben. Auch Annettes Naddel verzichtet seit einiger Zeit auf körperliche Nähe im Bett und auf der Couch und hat sich ruhigere Eckchen gesucht.

Anti-Rutsch-Socken, Teppiche, Stufenmatten

Bei Fortschreiten von degenerativen Erkrankungen wie Arthrosen oder Rückenproblemen wird dein Senior möglicherweise eine Hinterhandschwäche entwickeln. Damit verbunden sind häufig Propriozeptionsstörungen, also Wegknicken oder Wegrutschen mit den Hinterbeinen. Dies erschwert zum einen das Aufstehen auf glatten Untergründen, zum anderen wird die Fortbewegung auf Fliesen, Parkett und Laminatböden deutlich mühsamer. Hier helfen rutschfeste, waschbare Teppiche. Manche Hunde tolerieren nach anfänglicher Gewöhnung auch das Tragen von „Anti-Rutsch-Socken". Diese gibt es speziell für Hunde. Sind die Pfoten groß genug, kannst du Stopper-Socken für Babys verwenden. Glatte Treppenstufen solltest du auf jeden Fall mit Stufenmatten ausstatten. Ein Ausrutschen auf der glatten Treppe kann für deinen Senior fatal sein.

Hundeanhänger, Buggy, Rucksack

Wenn die Spaziergänge langsamer und kürzer werden, du aber auf deine gewohnte Trainingseinheit nicht verzichten möchtest oder gleichzeitig jüngeren Hunden gerecht werden musst, dann wird es Zeit, deinen grauschnäuzigen Begleiter an einen fahrbaren Untersatz zu gewöhnen. Für Fahrräder gibt es spezielle Hundeanhänger, hochpreisigere Modelle lassen sich in Buggys umwandeln. Für Fußwege empfehlen sich gefederte Bollerwagen oder spezielle Hundebuggys, wie das „Naddelmobil" (Foto auf Seite 39). Die Wahl des Gefährts ist abhängig von der Größe deines Seniors. Nur für sehr kleine Hunde eignet sich ein spezieller Hunderucksack, in den du deinen Begleiter setzen kannst, wenn der Spaziergang zu lang oder zu anstrengend wird.

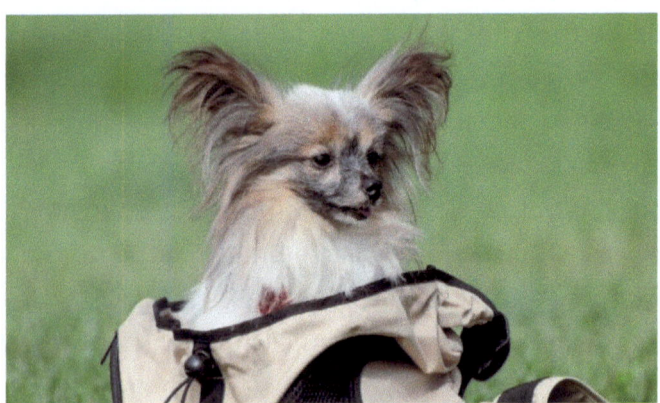

Nur für sehr kleine Hunde eignen sich spezielle Taschen oder Rucksäcke (Foto: Fiedler)

Geriatrische Erkrankungen unserer Hunde

von Annette Dragun

Wie bereits erwähnt, kommen viele Hunde recht unauffällig durch ihr letztes Lebensdrittel. Sie werden zwar ruhiger und langsamer, aber von stärkeren Einschränkungen oder gar Krankheiten bleiben sie verschont.

Dennoch scheint es, als nähme der Anteil der chronisch kranken Seniorhunde zu. Jeder Hundefreund kennt alte, „klapprige" Vierbeiner, die vermeintlich nur durch den unbändigen Willen und die grenzenlose Liebe ihrer Frauchen oder Herrchen am Leben erhalten werden. Und die Statistiken über Krebs- oder Nierenerkrankungen von Seniorhunden sind beängstigend. Waren Hunde früher nicht viel gesünder?

Es ist schwer, zuverlässige Zahlen zu bekommen. Aber es gibt zwei Fakten, die das Verhältnis zwischen Gerücht und Realität zurechtrücken. Erstens: Unsere Hunde werden heute deutlich älter, als noch vor wenigen Jahrzehnten. Genau wie beim Menschen steigt die Lebenserwartung aufgrund besserer Ernährung und einer optimierten medizinischen Versorgung deutlich an. Selbst wenn man extrem überzüchtete und dadurch kurzlebige Rassen berücksichtigt, geht die Tendenz in eine klare Richtung. Manche Schätzungen besagen, dass Hunde im Schnitt doppelt so alt werden wie vor fünfzig Jahren. Natürlich kommt es parallel zu alterstypischen Erkrankungen.

Und zweitens: Es gibt um Welten bessere diagnostische Möglichkeiten, wodurch viel mehr Krankheiten überhaupt erst festgestellt werden. Nicht nur das: Auch das Verlangen der Halter, Aufschluss über die Beschwerden ihrer Lieblinge zu bekommen, ist exorbitant gewachsen. Die typische Reaktion eines Hundebesitzers von damals, wenn jemand den Rat zum Tierarztbesuch gab, lautete etwa so: „Der Rex ist eben alt. Lohnt das noch?". Im Prinzip gab es gesunde Hunde - und es gab tote Hunde. Dazwischen war wenig Raum. Es praktizierten auch deutlich weniger Kleintierärzte. Vor allem auf dem Land schaute – wenn überhaupt - der Viehdoktor mal auf den Caniden, das ihm eher unbekannte Wesen.

Und heute? Hundebesitzer bringen ihren Liebling in die nächstgelegene Praxis, wenn dieser nur einmal hüstelt. In jeder Kleinstadt offerieren zahlreiche Kleintierärzte und -kliniken ihre Dienste am Vierbeiner und überweisen bei Zweifeln gerne zum Spezialisten, zum Fachtierarzt – auch deren Zahl ist beeindruckend hoch. Und dann die diagnostischen Möglichkeiten: Blutanalysen gehören zum Mindeststandard, und bei Unsicherheiten nach der Röntgen- oder Ultraschallaufnahme ist der nächste Computer- oder Magnetfeldtomograph nicht weit entfernt. So kommt es, dass Krankheiten entdeckt (und behandelt) werden können, die vor einem halben Jahrhundert noch quasi unbekannt waren.

Aus diesen Gründen sehe ich keine Basis für die Behauptung, die Hunde seien gesundheitlich schlechter dran als früher. Nichtsdestotrotz gibt es typische, weit verbreitete Altersleiden, die ich hier beschreiben möchte. Dabei lege ich den Schwerpunkt auf Möglichkeiten zur Vorbeugung. Man kann so viel für die Gesundheit seines Hundes tun, und es muss gar nicht aufwendig sein.

Gehirn und Sinnesorgane

Schlecht hören kann sie prima

Schwerhörigkeit und sogar Taubheit sind bei Seniorhunden weit verbreitet. Die häufigste Ursache ist die Degeneration der Nerven und die Sklerosierung (Verhärtung) der Membran in den Gehörknöchelchen. Wie viele andere Organe leiden auch diese Körperteile unter Ermüdung und verlieren ihre Funktion.

Der Verlust des Gehörs verläuft in der Regel schleichend über einen langen Zeitraum. Viele Halter bemerken die Veränderung erst spät, vermuten anfangs sogar einen Altersstarrsinn als Ursache für fehlende Reaktionen auf Kommandos. Der Hund kompensiert den Sinnesverlust sehr geschickt und lernt, damit zu leben. So nimmt er beispielsweise einen Luftzug wahr, wenn sich die Tür öffnet, oder eine Vibration, wenn ein Auto naht. Manche Hunde riechen, wenn jemand hinter ihnen steht, oder fühlen die Körperwärme. Allein durch die Taubheit ist die Lebensqualität nicht zwingend eingeschränkt.

Im Alltag muss man sich natürlich darauf einstellen. Immerhin findet die normale Kommunikation mit dem Hund über Geräusche und Laute statt, die auch vor Gefahren warnen. Ein schwerhöriger Hund muss zu seiner Sicherheit angeleint bleiben, um etwa im Straßenverkehr geschützt zu werden. Man gewöhnt sich auch dran, sich dem Tier vorsichtig zu nähern: Der Verlust des Hörvermögens kann eine erhöhte Schreckhaftigkeit verursachen, die schon für manchen Beißunfall sorgte.

Für Naddel gilt der Spruch: Schlecht hören konnte sie schon immer gut. Inzwischen hat sie noch ein Rest-Hörvermögen, reagiert mit Glück auf ein lautes Händeklatschen oder auf meinen Ruf in einer ganz bestimmten Tonlage. Andere Senioren-Muddis verlassen sich drauf, dass sie ihren Hund eingefangen bekommen, wenn er denn schon nicht mehr auf Abruf zu ihnen eilt. Auch bei Naddel ist es in letzter Zeit passiert, dass sie einfach los trabte und mich nicht hören konnte (oder wollte). In solchen Situationen ist sie noch verflixt schnell – mein persönlicher Fitnesstrainer. Ihr eingeschränktes Hörvermögen hat aber einen Riesenvorteil: Früher litt Naddel unter starker Gewitter-, Knaller- und Schussangst. Inzwischen ist sie sogar beim Silvesterfeuerwerk tiefenentspannt.

Man kann den Hund frühzeitig auf Handzeichen trainieren, um die Kommunikation zu erhalten. Manche Hundehalter konditionieren ihren Liebling auf ein Vibrationshalsband, um nicht ganz auf den Appell verzichten zu müssen. Das kann vor allem sinnvoll sein, wenn auch noch das Augenlicht nachlässt.

Sicher feststellen kann man Taubheit über eine audiometrische Untersuchung. Da diese aber fast immer eine Sedierung erfordert, sehe ich das als überflüssigen Luxus an. Mein Grundsatz lautet: Lass nur Analysen durchführen, wenn davon eine erfolgversprechende Therapie abhängig ist. Bei einem älteren Hund ist die Taubheit kaum noch medizinisch zu beeinflussen. Also kann sich man das Narkoserisiko, die Belastung für den Hund und das Geld sparen.

Ein anderer kurzer Check allerdings ist ratsam: Wenn du meinst, dass dein Hund schlechter hört als früher, dann gehe nicht automatisch davon aus, dass das jetzt die Alterstaubheit ist - lass zuerst einmal ins Ohr schauen. Eine (chronische) Entzündung und / oder viel Schmutz im Ohr, eine Tumorbildung,

Fremdkörper und Trommelfellverletzungen können die Hörfähigkeit herabsetzen. Sie sind möglicherweise schmerzhaft, lassen sich aber gut behandeln.

Gibt es Chancen, Alterstaubheit zu mindern oder zu verzögern? Wenn Durchblutungsstörungen schuld sind, kann ein Medikament mit dem Wirkstoff *Propentofyllin (Karsivan)* oder *Vitofyllin* vielleicht noch Einfluss nehmen. Dieses wird auch verordnet beim Vestibularsyndrom (siehe Seite 83). Das Pendant aus der Natur wäre Ginkgo, bekannt für eine Verbesserung der Gehirndurchblutung. Um die Nerven zu unterstützen, ist eine Supplementierung von Vitamin B-Komplex sinnvoll.

Blindheit

Eine weitere typische Einschränkung, die das Alter unseren Hunden unerfreulicherweise beschert, ist die Abnahme der Sehfähigkeit. Jedem ist bei einem alten Hund schon einmal ein bläuliches Schimmern oder eine milchige Verfärbung der Augen aufgefallen. Es heißt dann immer schnell: „Das ist grauer Star, der wird jetzt blind oder ist es schon." Allerdings kann die Augenverfärbung auch nur eine altersbedingte Nukleosklerose sein, die keinen Einfluss auf das Sehvermögen hat. Eine ophthalmologische Untersuchung bringt Aufschluss darüber, ob die sichtbare Trübung an der Nukleosklerose liegt oder ob der Hund am Grauen Star leidet.

Dieser, offiziell Katarakt genannt, vermindert die Sehfähigkeit bis hin zur völligen Blindheit. Die Linse trübt sich nach und nach ein, wodurch die Sehkraft schwindet. Das ist ein schmerzloser Prozess. Die Hunde verlassen sich dabei vermehrt auf ihre anderen Sinne, so dass dem Umfeld manchmal kaum auffällt, wie wenig sie noch sehen. Ich habe schon einige Hunde erlebt, die sich absolut normal verhielten, obwohl sie laut Besitzer völlig blind waren.

Medikamente, die den Grauen Star stoppen oder heilen, gibt es nicht. Eine Operation ist grundsätzlich möglich, solange die Retina noch funktionstüchtig ist, und wird vor allem bei jüngeren Hunden in einigen Spezialkliniken durchgeführt (siehe Kasten nächste Seite).

Da der Graue Star beim alten Hund üblicherweise sehr langsam voranschreitet, sehen die meisten Halter von einem chirurgischen Linsenaustausch ab. In manchen Fällen sind entzündungshemmende Tropfen notwendig, um Schmerzen vorzubeugen. Ansonsten hilft, wie bei der Schwerhörigkeit, beim Nachlassen der Sehkraft vor allem Pragmatismus: Daran muss sich der Hund eben gewöhnen. Und der Rest der Familie auch.

Natürlich hilft es dem Hund, wenn man sich auf sein Handicap einstellt. In seiner gewohnten Umgebung wird er sich gut zurechtfinden, sofern man nicht die Möbel umstellt oder andere Barrieren aufbaut, und sei es nur durch gedankenlose Unordnung. Es ist auch sinnvoll, Treppen zu sichern. Vor allem außerhalb der eigenen vier Wände aber bist du als Halter jetzt gefordert, deinen Hund zu begleiten und zu schützen. Man kann sich unschwer vorstellen, dass unvorhergesehene Berührungen fremder Menschen oder Tiere den blinden Hund erschrecken, Geräusche oder Gerüche ihn verunsichern. Damit dies nicht zu Abwehrreaktionen führt, musst du dich schützend vor ihn stellen und derartige „Gefahren" idealerweise schon im Vorfeld erkennen und verhindern. Viel Geduld, sanfte Berührungen und klare Kommandos erleichtern den Alltag sehr.

Noch komplizierter ist die Lage, wenn der Hund gleichzeitig blind und taub wird. Da es immer mehr alte Hunde gibt, nehmen auch diese Kombinationen zu. Viele Halter tauschen sich in Foren und sozialen Netzwerken aus und helfen einander mit Ratschlägen für das Zusammenleben mit dem Oldie. Ich freue mich immer, wenn ich aus diesen Kommunikationen herauslese, wie hoch die Lebensfreude noch sein kann – trotz Blindheit und Gehörlosigkeit.

Tipp: Katarakt beim jungen Hund

Bei vielen Rassen kennt man die Katarakt als Erbkrankheit, die schon im relativ jungen Alter ausbrechen kann. Unabhängig davon können Hunde durch Verletzungen, Entzündungen und vor allem Diabetes eine Katarakt entwickeln. Es gibt keine medikamentöse Therapie; bei jungen Hunden kann eine chirurgische Entfernung der Linse und die Implantation einer Kunstlinse das Augenlicht erhalten. Darauf spezialisierte Kliniken kennt dein Therapeut.

Vestibularsyndrom

Es scheint zunächst dramatisch, ist aber nur selten bedrohlich und lässt sich meist schnell und folgenlos behandeln: Das Vestibularsyndrom ist eine häufige Erscheinung bei geriatrischen Hunden.

Auch Naddel hat es schon „erwischt". Zunächst fraß sie nicht. Ich überredete sie dann, mir aus der Hand zu fressen. Sie tat mir den Gefallen, leider, denn nach wenigen Bissen gab sie alles wieder schwungvoll von sich. Ihr war entsetzlich übel, zudem wirkte sie orientierungslos, verwirrt. Dann fiel mir auf, dass sie in der Bewegung schwankte. Einmal fiel sie sogar auf die Seite. Das reichte für die Diagnose.

Der Vestibularapparat sitzt im Mittelohr und ist zuständig für den Gleichgewichtssinn. Dieser kann, vermutlich aufgrund von lokalen Durchblutungsstörungen, ausfallen, womit sich Übelkeit und Schwindel erklären. Der Hund fühlt sich wie auf hoher See, bei ansehnlichem Wellengang. Bei manchen Patienten zeigt sich als zusätzliches Symptom Augenzittern, ein sogenannter Nystagmus, andere halten den Kopf schief. In schweren Fällen gelingt es dem Tier nicht, alleine aufzustehen.

Viele Tierbesitzer nennen das Krankheitsbild übrigens einen Schlaganfall. Das aber wäre eine Durchblutungsstörung im Gehirn, die bei Hunden sehr viel seltener auftritt.

Man liest gelegentlich, dass das Vestibularsyndrom von selbst ausheilt. Ich rate dir trotzdem, bei der beschriebenen Symptomatik einen Tierarzt aufzusuchen. Die Therapie besteht in der Regel aus durchblutungsfördernden Medikamenten. Viele Tierärzte geben als Sofortmaßnahme Infusionen mit Kortison. Ich selbst versorgte Naddel homöopathisch, was zum Glück schnell anschlug. Trotzdem ließ ich sie umgehend von einer Tierärztin untersuchen und wir kamen überein, ihr dauerhaft ein in der Geriatrie bewährtes Medikament mit dem Wirkstoff *Vitofyllin* oder *Propentofyllin* zu verabreichen. Dieses schützt sehr viele Hunde vor einem Rezidiv, also einer Wiederholung des Vestibularsyndroms, es ist gut verträglich und nebenwirkungsarm. Viele Tierheilpraktiker empfehlen stattdessen Ginkgo-Präparate, die bekanntlich die Fließeigenschaft des Blutes verbessern sollen, auch im Kopfbereich. Diese Phytotherapeutika entwickeln ihre Wirkung aber erst nach einigen Wochen Dauergabe.

Bei manchen Hunden bleibt nach austherapiertem Vestibularsyndrom eine Kopfschiefhaltung zurück, die kaum für

Einschränkungen sorgt. Sie kann durch eine physiotherapeutische Therapie gelindert werden, wenn diese schnell eingeleitet wird.

Demenz

Früher war alles besser – da gab es auch noch keine Demenz bei Hunden. Oder jedenfalls sehr selten. Offensichtlich wurden Hunde damals nur so alt, wie ihre Organe und ihr Gehirn noch leistungsfähig waren.

Die Symptomatik ist vielseitig, der Beginn schleichend. Vielleicht steht der Hund mal planlos im Zimmer, starrt über eine lange Zeit vor sich hin. Oder er hat vergessen, auf welcher Seite sich die Tür öffnet. In fortgeschrittenen Stadien sind viele Hunde unruhig, vor allem nachts wandern sie stundenlang im Kreis oder bellen grundlos. Die Orientierungslosigkeit verstärkt sich. Manche Tiere verlaufen sich in ihrem Zuhause, verlieren sich in einer Zimmerecke oder einfach vor der Wand und finden keinen Ausweg mehr. Zu Futter- und Wassernapf muss man sie führen, und es kann Unsauberkeit auftreten – Bello hat vergessen, wie es ist, mal zu müssen. Bei anderen Hunden kommt es zu Verhaltensänderungen in Form von Ängstlichkeit oder Aggression. Einige erkennen ihre Halter nicht mehr.

Ein Hund mit ausgeprägtem kognitiven Dysfunktionssyndrom ist ein Pflegefall.

Bei der Frage nach Heilmöglichkeiten eröffnet sich uns das gleiche Dilemma, wie bei der menschlichen Demenz. Es gibt keine. Mit verschiedenen Mitteln aber kann man den Verlauf aufhalten oder sogar vorübergehend für deutliche Besserung sorgen. Bisher hat sich kein Medikament als wirksam bei jedem Hund bewiesen. Daher müssen Halter von dementen Hunden meist diverse Varianten probieren, bis sie etwas finden, das ihrem Tier – vorübergehend – hilft.

Therapien aus der Schulmedizin

Tierärzte verschreiben gelegentlich *Selgian*, dessen Wirkstoff in der Humanmedizin Parkinson-Patienten helfen soll. Für Tiere lautet die Indikation: „Zur Behandlung von Hunden mit Verhaltensstörungen emotionalen Ursprungs in Verbindung mit einer Verhaltenstherapie." *Selgian* braucht mindestens ein bis zwei Wochen bis zum Wirkungseintritt, weswegen eine Mindestbehandlungsdauer von zwei Monaten genannt wird. Kommt es in dieser Zeit zu keiner Besserung, kann man die Verabreichung stoppen.

Die schon genannten Wirkstoffe *Vitofyllin* und *Propentofyllin* können die Hirndurchblutung verbessern. Manche Halter von dementen Hunden berichten, dass sich unter der Medikation die nächtliche Unruhe gebessert hat.

Bei anderen Hunden hilft dagegen *Amitriptylin*, in der Humanmedizin eingesetzt als Schmerzmittel und Antidepressivum. Aufgrund der möglichen Nebenwirkungen verschreiben Tierärzte das Mittel aber eher sparsam, sozusagen als letzten Versuch.

Therapiemöglichkeiten aus der Alternativen Medizin

Ähnliche Erfolge gibt es vereinzelt mit dem Einsatz von Ginkgo-Präparaten, die auch in der Humanmedizin für die cerebrale Durchblutung und gegen Vergesslichkeit empfohlen werden.

Aktuell groß in Mode ist CBD-Öl, es ist ein toller Hype entstanden. Glaubt man den vielen Verlautbarungen im Internet (meist von Produktanbietern), ist das Cannabidiol-Öl im Prinzip für alles gut und kann sogar Krebs heilen. Moment, das hatten wir doch schon einmal? Nein – mehrmals. Alle paar Jahre drängt ein Wundermittel auf den Markt. Mir fallen spontan ein: Aloe Vera, OPC, Acerola-Beeren, Q10... Das sind alles keine schlechten Nahrungsergänzungsmittel, aber immer wird deutlich mehr versprochen, als zu halten ist. Meist sind es Produkte aus Multilevel-Marketing-Strukturen, deren Anbieter die Lobeshymnen gezielt im Internet verbreiten.

Zurück zum CBD-Öl: Zu den ihm zugesprochenen Wirkungen gehört unter anderem eine Linderung von demenziellen Symptomen. Diese Erfahrung wird in der Praxis von vielen Tierbesitzern gemacht – bei anderen tut sich nichts. Es kann sich lohnen, verschiedene Marken zu probieren. Am THC-Gehalt scheinen die unterschiedlichen Erfolge nicht zu liegen, denn das psychoaktive Cannabinoid Tetrahydrocannabinol (THC) ist in den im freien Handel erhältlichen Ölen nur in winzigen Spuren enthalten.

Je nach Größe des Hundes beginnt man zweimal täglich mit einem bis zwei Tropfen des fünfprozentigen Öls (bei großen Hunden kann man mit dem zehnprozentigen Öl anfangen) und steigert langsam die Dosierung.

Ich selbst wende bei meinen geriatrischen Patienten gerne Komplexmittel aus der Organotherapie (verwandt mit der Homöopathie) an. Naddel zeigte in der Phase ihres Vestibularsyndroms ebenfalls kognitive Einschränkungen. Ich gab und gebe ihr *NeyDil Nr. 64 D4 pro vet.*, was sie in ihrer Entwicklung um Jahre zurückwarf, sprich: Sie schien jünger zu werden, ihre Demenzsymptomatik verschwand, sie ist seitdem insgesamt lebendiger, bewegungsfreudig und geistig präsent. Diesen Effekt erleben auch immer wieder meine Patientenbesitzer. In schweren Fällen lohnt sich die (zusätzliche) Verabreichung von *NeyFoc* (beides *vitOrgan*)

Andere Therapeuten arbeiten erfolgreich mit Schüssler Salzen oder mit Akupunktur. In den meisten Fällen braucht es eine Kombination verschiedener Therapiemaßnahmen, um wenigstens noch zeitweise den Honig im Kopf des Vierbeiners zu klären und den Krankheits-Verlauf zu verlangsamen.

Auch homöopathische Medikamente zeigen bei einigen Betroffenen Wirkung. Wichtig ist immer, dass das Mittel ganzheitlich passt. Aufgrund eines einzelnen Symptoms ein Homöopathikum zu geben, endet meist enttäuschend. Ob ein Arzneimittel wie Passiflora incarnata, Aurum metallicum, Barium carbonicum oder ein anderes das Richtige für deinen Hund ist und die nächtlichen Wanderungen stoppt, kann dir ein homöopathisch versierter Therapeut sagen. Vielleicht rät er auch zu einem Komplex-Mittel, eine Fertigmischung aus mehreren homöopathischen Einzelmitteln.

Aus der Phytotherapie lohnt sich bei Unruhezuständen ein Versuch mit Johanniskraut oder Baldrian. Beim letztgenannten ist die korrekte Dosierung wichtig, sonst kann es zur gegensätzlichen Wirkung kommen – dann wird das Tier noch unruhiger. Es gibt verschiedene fertige Mischungen mit pflanzlichen Extrakten: *Vet-concept Relax-Liquid* oder *maxxi-calm*, um nur zwei zu nennen.

Bei einigen dementen Hunden bringt eine optimierte Nährstoffversorgung Erleichterung. Darauf basiert *Aktivait*, eine Nahrungsergänzung in Kapselform.

Alternativ dazu kann man das Futter selbst optimieren. Seniorhunde haben einen höheren Bedarf an Folsäure, L-Carnitin, Omega-3-Fettsäuren, B-Vitaminen und den Vitaminen E und C. Bitte zaubere jetzt aber nicht eine bunte Mixtur zusammen nach dem Motto „viel hilft viel". Wenn du eh schon für deinen Hund kochst oder ihn roh fütterst (BARF), solltest du den Futterplan mit Hilfe eines Ernährungsberaters anpassen. Die richtige Kost kann helfen, die Gehirnleistung deiner Grauschnauze zu verbessern.

Schließlich gibt es noch *Zylkene*, dessen Wirkstoff, ein Peptid namens Alpha-Casozepin, eine beruhigende Wirkung imitieren soll, wie sie Neugeborene beim Saugen an der Mutterbrust erfahren.

Neu auf dem umsatzstarken Heimtiermarkt ist eine Art spezielles Haustier-Radio. Die Geräte sollen beruhigende Schallwellen ausstrahlen. Einzelne Halter von Demenz-Hunden berichten von einer positiven Veränderung – bei anderen passierte nichts oder das Tier zeigte sogar Angst. Die Geräte werden unter den Namen *Relaxo-Dog* oder *Relaxo-Pet* gehandelt.

Oder doch Schmerzen?

Bevor du anfängst, den einen oder anderen Tipp hier an deinem Hund zu testen, möchte ich noch eine Warnung aussprechen. Manche grauen Fellnasen haben für ihre ständige Unruhe einen guten Grund: Schmerzen. Wenn also dein Senior nicht stillliegen kann, wenn er nachts im Kreis wandert oder immer wieder seine Position wechselt, muss es nicht zwingend an der kognitiven Dysfunktion liegen. Lass ihn sicherheitshalber untersuchen. Manche Tierärzte geben dem Seniorhund auf Verdacht Schmerzhemmer, selbst wenn sie nichts finden. Ich bin normalerweise gegen experimentelle Medikation, aber ich weiß, wie schwer es ist, bei einem dementen Hund einen Schmerz zu diagnostizieren. Und da bei unseren alten Freunden Lebensqualität ganz vorne steht, ist eine Schmerzmedikation über einige Tage eine gute Möglichkeit zur Ausschlussdiagnose. Schon mancher Besitzer eines Hundes mit nächtlichen Unruhezuständen erlebte einen Aha-Effekt, nachdem sein Tier unter einem Schmerz- und Entzündungshemmer endlich wieder durchschlief. Um die inneren Organe zu schonen, plädiere ich nach dieser Beweisführung für eine Umstellung auf pflanzliche Analgetika.

Hilft die Medikation nicht, kann man dem Unruhezustand mit den anderen, schon genannten Mitteln auf die Pelle rücken. Heilen können wir die Demenz nicht, aber vielleicht wird sie für Hund und Mensch erträglich.

Narkoserisiko und Durchgangssyndrom

Wir bleiben beim Kopf. Das Durchgangssyndrom beim Menschen hat einen recht großen Bekanntheitsgrad. Es handelt sich hier um postoperative Verwirrtheitszustände: Nach einem Eingriff unter Vollnarkose treten bei einigen Patienten vorübergehende Zustände von Verwirrung oder Depression auf, auch Desorientierung, Angstanfälle und Halluzinationen werden beobachtet. In den meisten Fällen dauern diese Veränderungen nur wenige Tage. Betroffen sind nicht nur, aber überwiegend ältere Menschen.

Und dieses Syndrom kennt man auch bei Hunden. Die gute Nachricht: Nach wenigen Tagen ist der Vierbeiner meist wieder „der Alte". Die schlechte Nachricht: Das können lange, nervenaufreibende Tage werden.

Am besten beugt man diesem Umstand vor, indem man auf Eingriffe unter Anästhesie verzichtet. Deswegen ist zum Beispiel die Maulpflege so wichtig – Zahnreinigungen gehören zu den häufigsten Narkose-Gründen bei den Senioren.

Manchmal geht es aber nicht ohne, der Hund braucht eine Operation. Dann sollte man darauf achten, dass eine Inhalations-Narkose angewendet wird. Mit dieser lassen sich die Dosierung und die zeitliche Dauer genauer steuern, als bei der intravenösen Narkose, was das grundsätzliche Risiko verringert. Mehr Tipps, worauf du bei einem notwendigen Eingriff achten solltest, findest du hier:

Erkrankungen von Mund und Zähnen

Hach, das waren noch Zeiten, als Naddels blendend weiße Zähne aus einem pechschwarzen Gesicht strahlten. Inzwischen ist es … nein, nicht umgekehrt. Aber ihre Schnauze ist inzwischen fast heller, als ihre Zähne – deren Anzahl sich schon leicht reduziert hat.

Kaum ein Hund behält ein perfektes Gebiss bis ins hohe Alter. Je kleiner die Rasse, desto früher und stärker entwickeln sich Zahnbeläge, die zu Zahnstein wachsen und deren Bakterienbesiedlung Entzündungen im Zahnfleisch verursachen. Diese können nicht nur Schmerzen, sondern sogar den Verlust einzelner Zähne nach sich ziehen. Die Bakterien können auch streuen und Entzündungen an inneren Organen wie Herz oder Lunge auslösen.

Was hilft? Natürlich Zahnpflege. Wer einen jungen Hund bekommt, sollte ihn gleich dran gewöhnen, dass mehrmals wöchentlich die Beläge mit geeigneten Utensilien entfernt werden. Womöglich kann sich dein Hund seine Beißerchen mithilfe geeigneter Kauzeuge selbst sauber halten.

Was nicht hilft: Trockenfutter. Der Mythos, dass die Zähne durch das Fressen der Pellets sauber gerieben werden, hält sich so hartnäckig wie die Zahnbeläge selbst. Leider fördern viele Trockenfutter durch ihre Zusammensetzung die Bildung des Zahnsteins sogar. Und der ist viel härter, als die Futterbrocken. Außerdem kauen die meisten Hunde die Pellets nicht, sondern schlucken sie im Stück.

Häufig wird leider die Mundpflege beim Hund vernachlässigt. Dem Halter fällt dann der extreme Maulgeruch auf, oder er bemerkt sogar, dass sein Liebling ungerne frisst, vor allem harte Dinge. Das kann auf Zahnschmerzen hinweisen – in diesem Falle besteht erhöhter Sanierungsbedarf.

Bei starkem Zahnbelag ist vermutlich zunächst eine professionelle Reinigung erforderlich. Die meisten Tierärzte praktizieren diese mittels Ultraschalls, versetzen dazu den Patienten in Narkose. Einige Tierheilpraktiker säubern das Gebiss von Hunden manuell ohne Anästhesie. Nach meiner Erfahrung klappt das bei drei von vier Tieren. Nur wenige geraten in Panik oder beißen um sich, so dass der Tierarzt sie doch kurz schlafen legen muss. Entdecke ich bei einem sonst gesunden Hund im Mund größere Baustellen, empfehle ich von vornherein den Eingriff in Narkose. Das ist stressfrei, und wenn Zähne gezogen werden müssen, kann das gleich mit erledigt werden.

> Wie du deinem Hund auch noch in späterem Alter beibringst, das Zähneputzen zu tolerieren, beschreibe ich auf Seite 38.

Tumoren der Maulhöhle
Zu diesen findest du Informationen ab Seite 125.

Erkrankungen von Blase und Nieren

Nicht ganz dicht – Inkontinenz
Meist beginnt es unauffällig mit wenigen nächtlichen Tropfen, die beim Aufstehen schon getrocknet sind. Irgendwann fällt der Uringeruch aus dem Körbchen auf und man sucht die Ursache. Bei genauerem Hinschauen findet man morgens das Dilemma und weiß: Der Hund ist inkontinent.

Auch wenn du spontan eine Alterserscheinung vermutest – bitte lass trotzdem abklären, ob nicht doch etwas anderes dahintersteckt. Eine sekundäre Inkontinenz kann als Begleiterscheinung verschiedener Leiden auftreten, zum Beispiel Tumoren, Blasensteine, Blasenentzündung (Zystitis), Prostatitis oder Prostatahypertrophie, Nierenschwäche, Diabetes oder andere hormonelle Erkrankungen. Auch Wirbelblockaden oder Beckenläsionen (Beckenschiefstände) können für Harnträufeln verantwortlich sein. Daher ist eine ausführliche klinische Untersuchung mit Blut- und Harnanalyse und möglicherweise Ultraschall und Röntgen nötig. Nach klarer Diagnose kann die Grunderkrankung behandelt werden.

Stellt der Therapeut eine primäre Inkontinenz fest, muss man ebenfalls differenzieren:

o Bei vielen Hündinnen tritt sie als Folge einer früheren Kastration auf, oft erst nach Jahren.

o Andere Hundesenioren leiden unter einer Störung der Innervierung. Durch Kompressionen auf das Rückenmark werden Nerven abgedrückt, wodurch die Mitteilung der vollen Blase nicht das Gehirn erreicht – der Urin läuft einfach über.

o Und natürlich gibt es Hunde, die aufgrund ihrer fortschreitenden Demenz unsauber werden. Das kann sich sogar ausweiten, so dass auch der Kotabsatz nicht mehr kontrolliert wird.

Für letztere ist die Behandlung am schwierigsten, wie ich schon im vorherigen Kapitel (Seite 85) aufgeführt habe. Häufig bleibt nur, Körbchen, Sofas und Teppiche mit Auflagen zu schützen und dem vierbeinigen Auslaufmodell Windeln anzulegen, die den Urin aufsaugen. Im Fachhandel gibt es spezielle Vorrichtungen für Hündinnen und Rüden. Bei manchen Tieren funktionieren gängige Baby-Windelhöschen gut, in die man für die Rute ein Loch schneidet. Auf jeden Fall ist Hygiene immens wichtig. Läuft der Hund häufig mit feuchter Windel herum, können sich Hautekzeme oder Pilzinfektionen entwickeln, die umgehend behandelt werden müssen. Wenn möglich, sollte der Vierbeiner die Pampers nicht ganztags tragen.

Bis zu 30 Prozent aller großen Hündinnen entwickeln nach der Kastration – meist einige Jahre später - eine Inkontinenz. Bei kleinen Hundedamen sind es etwa zehn Prozent. Der Grund ist die hormonelle Verschiebung, die zu einer Schwäche des Harnröhrenverschlusses führen kann. Die Hündin hat also theoretisch noch die Kontrolle über ihren Urinabsatz. Sie merkt, wenn die Blase voll ist, und verändert ihren Pinkelrhythmus nicht. Da aber der Sphinkter, also der Schließmuskel, nicht mehr komplett dicht macht, verliert sie tropfenweise Harn. Das passiert vorwiegend in der Entspannung, also im Liegen und beim Schlafen. Vielen Hündinnen ist das unangenehm, sie ruhen nicht gerne im eigenen Uringeruch.

Tierärzte geben in diesen Fällen Sympathomimetika, das sind verschreibungspflichtige Medikamente auf Ephedrin- oder Propalin-Basis. Sie sollen den Tonus, also die Spannung der Harnröhre und des Sphinkters verstärken. Diese Arzneimittel können als Nebenwirkung verschiedene Symptome von Übererregung mit sich bringen und sind insbesondere für Hunde mit bekannten Herz-Kreislauferkrankungen nicht geeignet.

Ein moderneres Medikament für das kastrierte Auslaufmodell ist *Incurin*, das den Östrogenspiegel erhöht. Es gilt als gut verträglich und nebenwirkungsarm.

Alternativ gibt es verschiedene Möglichkeiten, die Hündin trocken zu bekommen. Ich selbst behandele diese Form der Inkontinenz homöopathisch, passe dabei das Mittel nach ganzheitlicher Anamnese an. Auch Akupunktur wird erfolgreich eingesetzt. Außerdem gibt es verschiedene pflanzliche

Wirkstoffe (z.B. Kürbiskernextrakt) bis hin zu chinesischen Heilkräutern und Vitalpilzen. Du siehst, je nachdem, was dein Tierheilpraktiker beherrscht, bieten sich viele Lösungsansätze.

Die gibt es auch, wenn der Hund aufgrund von Wirbelsäulenproblemen undicht wird. Spondylosen, Bandscheibenprobleme und das Cauda Equina Syndrom (CES) können dahinterstecken – diese Leiden erklärt Katja ab Seite 138. Derartige degenerative Erkrankungen können die Innervierung beeinträchtigen, weil etwas auf das Rückenmark drückt. Salopp ausgedrückt, weiß der Hund dann vorne nicht mehr, was hinten los ist – also auch nicht, ob er mal muss.

Blasenentzündungen

Diese sind nicht unbedingt typisch für ältere Hunde. Allerdings schwächelt bei vielen mit fortschreitendem Lebensalter das Immunsystem, was die Entstehung verschiedenster Infektionen den Weg begünstigt, also auch der Zystitis.

Die Symptomatik ist ziemlich deutlich – der Hund hockt sich oder hebt das Bein, als müsse er Urin absetzen, es kommen aber nur wenige Tropfen. Er muss auch viel öfter als sonst. Der Urin kann dunkel verfärbt oder mit Blut gemischt sein. Manche Tiere haben Schmerzen beim Harnabsatz, springen deswegen mitten im Geschäft auf. Das Allgemeinbefinden kann gestört sein.

Vom Tierarzt, der die Diagnose mittels Blut- und Urinuntersuchung stellt, wird vermutlich ein Antibiotikum verschrieben. In der Regel hilft dieses schnell, innerhalb von zwei bis drei Tagen fühlt sich der Hund deutlich besser. Trotzdem musst du das Medikament noch so lange weitergeben, wie es vom Veterinär angegeben wurde. Werden Antibiotika zu früh abgesetzt, können sich resistente Keime entwickeln, was langfristig nicht nur das Problem deines Hundes verschärft.

Immer wieder kommt es bei Blasenentzündungen zu Rezidiven, manche Hunde werden mehrmals jährlich dagegen behandelt. Spätestens jetzt sollte der Weg zu den alternativen Heilverfahren führen. Besonders auf die Homöopathie und die Phytotherapie sprechen Zystitiden sehr gut an, und das sowohl schnell als auch nachhaltig. Möglicherweise muss die Fütterung verändert werden, um den PH-Wert des Urins zu normalisieren und damit die Anfälligkeit zu senken.

Wegen der kurzen Harnröhre sind Blasenentzündungen bei Hündinnen häufiger als bei Rüden. Umgekehrt ist das bei der Harnsteinbildung.

Blasensteine

Bei zu geringer Flüssigkeitsaufnahme oder falscher Futterzusammensetzung steigt die Gefahr, dass sich im Urin Kristalle bilden, die sich mit der Zeit zu steinharten Gebilden zusammensetzen. Die Symptome sind ähnlich wie bei der Blasenentzündung. Lebensgefährlich wird es, wenn der Hund keinen Harn mehr absetzen kann, weil ein Blasenstein die Harnröhre verstopft. Dann kann sich der Urin bis zurück zur Niere stauen und dort ein Organversagen verursachen, oder die Blase platzt.

Blasensteine müssen mit geeigneten Medikamenten aufgelöst, oder – falls sie dazu schon zu groß sind - chirurgisch entfernt werden. Vor allem ist die Zusammensetzung der Kristalle zu klären, um durch eine geeignete Fütterung und Futterzusätze einer Neubildung vorzubeugen. Meist handelt es sich um Struvit-, Cystin- oder Calciumoxalatsteine. Bei Dalmatinern kommen auch Ammoniumsteine vor. Der Mineralgehalt des Futters und der PH-Wert des Harns sind zu optimieren, damit es nicht zu erneuter Steinbildung kommt. Es gibt spezialisierte Fertigfutter zu kaufen, du kannst aber auch mithilfe eines Ernährungsberaters die Nahrung für deinen Hund selbst zusammenstellen.

Niereninsuffizienz

Wenn ich jetzt schon wieder vom Naddelchen berichte, denkst du bestimmt, das arme Hündchen bestehe nur aus Baustellen. Nun, eigentlich geht es ihr gut. Aber Tatsache ist, dass mein Ömchen inzwischen so einige Altersgebrechen pflegt, auf die ich im täglichen Leben achten muss. Eine Nierenschwäche gehört leider auch dazu.

Die Niere ist ein paarig angelegtes Organ zur Harnbereitung und zur Regulation des Wasser- und Elektrolythaushalts. Daneben steuert sie die Abgabe von Hormonen, die Einfluss haben auf den Blutdruck, die Bildung roter Blutkörperchen und den Knochenstoffwechsel. Ihre wichtigste Funktion aber ist die Entgiftung, denn sie sorgt für die Ausscheidung von Stoffwechselendprodukten und Giftstoffen über den Urin. Im Rückschluss heißt das: Wenn die Nieren schwächeln, vergiftet der Körper.

Im Alter können die bohnenförmigen Organe schwächer und damit anfälliger für Krankheiten werden. Das akute Nierenversagen ohne Ankündigung ist dennoch eher selten. Sehr häufig aber kommt bei unseren Seniorhunden die Chronische Niereninsuffizienz (CNI) vor. Geschätzte 16 Prozent der Tiere über acht Jahre leiden unter der Erkrankung.

Dabei gibt es zwei Probleme: Die CNI beginnt nicht nur schleichend, sie bleibt häufig unbemerkt, bis schon bis zu drei Vierteln des Organs zerstört sind. Und: Das Regenerationspotential der Nieren ist ziemlich bescheiden.

Ihre Leistungsfähigkeit ist zugleich ihr Fluch. Denn wenn die ersten Nephrone absterben, übernehmen die noch gesunden Organteile ihre Arbeit. Um weiterhin die gleiche Menge Blut zu reinigen, wird die Durchblutung gesteigert, und zwar über eine Erhöhung des Blutdrucks. Das klappt natürlich nur vorübergehend. Die Hypertonie und die Mehrarbeit überlasten das Herz und die restlichen Nephrone, so dass ein immer größerer Teil aufgibt.

Diese Nephrone sind zuständig für die Filterung von Urin. Sie unterscheiden zwischen harnpflichtigen Substanzen, die über die Blase ausgeschieden werden müssen, und Flüssigkeit und Elektrolyte, die rückresorbiert werden, weil sie vom Körper gebraucht werden. Sterben zu viele Nephrone ab, können diese Aufgaben nicht mehr ausreichend (suffizient) erledigt werden und es reichern sich Toxine im Körper an.

Häufig ist das erste Symptom der gesteigerte Durst (der auch bei anderen Erkrankungen auftritt) mit entsprechend vergrößerter Urinmenge. Da die Niere den Harn nicht mehr konzentrieren kann, ist dieser sehr hell, fast wässrig. Weitere CNI-Hinweise sind Müdigkeit, wechselnder Appetit oder Übelkeit, Haut- und Fellprobleme, Abmagerung, gelegentlich Durchfälle. Durch die verringerte Ausscheidung harnpflichtiger Substanzen wie Harnstoff, Harnsäure und Kreatinin entsteht eine Urämie, die Harnvergiftung.

> **Tipp: Zu den Akten**
>
> Wann immer du Untersuchungen beim Tierarzt oder Tierheilpraktiker machen lässt, nimm Ausdrucke mit und hefte sie ab. Es ist nicht übertrieben, für jedes Haustier einen kleinen Ordner anzulegen, in dem die neuesten Analysen und Rechnungen einfach oben drauf geheftet werden – so ist der aktuelle Stand immer schnell auffindbar. Selbst unauffällige Ergebnisse können interessant sein, weil sie bei späteren Unregelmäßigkeiten als individuelle physiologische, also normale Referenzwerte deines Tieres zum Vergleich dienen können. Wichtig sind solche Sammlungen auch bei einem Wechsel des Therapeuten.

Im fortgeschrittenen Stadium kommt es zu Erbrechen, auch riecht der ganze Hund nach Urin, weil die Haut einen Teil der Entgiftung zu übernehmen versucht. Bei einer starken Toxinbelastung kann es sogar zu neurologischen Auffälligkeiten kommen: Apathie, Benommenheit, erhöhte Erregbarkeit, Zittern, Krämpfe bis hin zu komatösen Zuständen.

Die Diagnostik erfolgt aufgrund von Blut- und Urinuntersuchung, meist mit ergänzenden Röntgen- oder Ultraschallaufnahmen. Da sich die CNI erst spät mit den beschriebenen körperlichen Symptomen bemerkbar macht, ist eine jährliche Blutuntersuchung mit Analyse der Nierenwerte zu empfehlen (siehe Kasten auf Seite 23).

Therapeutisch sind die Möglichkeiten bei der CNI sehr beschränkt. Das abgestorbene Nierengewebe ist nicht ersetzbar. Nur gegen die Begleiterscheinungen wie Bluthochdruck, Anämie und Übelkeit gibt es Medikamente. Häufig braucht auch das Herz Unterstützung. Bei starker Gift-Belastung können Infusionen eine vorübergehende Erleichterung bringen.

Soweit sollte man es möglichst nicht kommen lassen. Bei der Diagnose CNI kann und muss man konsequent reagieren. Es geht darum, das noch funktionelle Nierengewebe zu erhalten. Dazu muss es dauerhaft geschont werden, damit es mit der Entgiftung nicht überfordert ist. Im Mittelpunkt steht dabei die Ernährung.

Alles, was der Hund aufnimmt, muss verstoffwechselt werden. Je mehr Futterbestandteile über den Urin ausgeschieden werden müssen, desto stärker ist die Arbeitsbelastung des Entgiftungsorgans Niere. Betroffene Hunde benötigen also eine Nierendiät, die hoch verdaulich sein und einen kontrollierten Protein-, Phosphor-, Natrium- und Magnesiumgehalt aufweisen sollte.

Das ursprüngliche Standardvorgehen, den Proteinanteil im Futter stark zu verringern, ist inzwischen überholt. Zwar darf der Eiweißgehalt nicht zu hoch sein, der physiologische Bedarf des Hundes muss jedoch gedeckt werden. Die im Eiweiß enthaltenen Aminosäuren sind essenziell, sie können vom Organismus nicht selbst hergestellt werden. Und sie erfüllen viele lebenswichtige Aufgaben. Bei zu geringer Eiweißzufuhr baut sich Körpergewebe ab, was auch das noch funktionierende Nierengewebe betreffen kann. Das Immunsystem wird schwächer und die Enzymtätigkeit lässt nach.

Andererseits sollte das Futter nicht zu viel Protein enthalten. Beim Abbau der Aminosäuren in der Leber entsteht als Endprodukt überwiegend stickstoffreicher Harnstoff, der über die Nieren ausgeschieden wird. Um die Menge des Harnstoffs möglichst gering zu halten, darf auf keinen Fall mehr Protein gefüttert werden, als der Hund physiologisch braucht.

Im Alltag herrscht leider für viele Hunde zeitlebens eine Überversorgung, und das sowohl bei Fütterung aus dem Sack als auch bei vielen „Barfern".

Wichtig bei Nierenschwäche ist vor allem die Fütterung hochwertiger, leicht verdaulicher Eiweiße. Und das sind keine pflanzlichen, sondern tierische Proteine aus Muskelfleisch, Fisch, Milchprodukten und Eiklar. Knochen und Knorpel dürfen aufgrund des hohen Phosphor-Gehalts nicht gefüttert werden, weswegen eine Supplementierung von Mineralien notwendig ist. Besonders Calcium ist wichtig als Antagonist des Phosphors im Körper.

Denn Phosphor bildet die zweite große Belastung für die Nieren. In herkömmlichen Fertigfuttern ist der Phosphorgehalt zu hoch, weswegen ein spezielles Nierenfutter zu empfehlen ist, das gleichzeitig geringere Mengen an Natrium und Magnesium enthält. Wer die Ernährung für seinen Hund selbst zusammenstellt, muss genau den Bedarf seines Hundes an Energie, Protein und Mineralien ermitteln und die Rationen danach gestalten. Um bei reduzierter Eiweißmenge eine ausreichende Energiezufuhr zu gewährleisten, kann sowohl der Fett- als auch der Kohlenhydratanteil erhöht werden.

Nein, diese Angaben reichen nicht, um einen chronisch nierenkranken Hund angemessen zu ernähren. Hier ist die Konsultation eines Ernährungsberaters, der Diätetik beherrscht, kein rausgeworfenes Geld – im Gegensatz zu manchen Fertigfuttern, auf denen zwar „Diät" steht, die aber aufgrund ihrer Zusammensetzung als Hundefutter mit einer glatten Sechs benotet werden müssten.

Letztendlich ist jeder Hund anders und der Verlauf der CNI individuell. Und die beste Ernährungsabsicht nützt nichts, wenn es dem Patienten nicht schmeckt. Viele Fertigfuttersorten stoßen im täglichen Leben auf Ablehnung, dazu beschränkt häufig permanente Übelkeit durch den hohen Harnstoffspiegel den Appetit. So findet sich der Hundehalter schließlich doch in der Küche wieder und brät für seinen Vierbeiner fettes Schweinehack in Butter an. Hauptsache, der Liebling frisst.

Naddels Befinden hat sich übrigens mit der Ernährungsumstellung und dem Beginn einer homöopathischen Behandlung deutlich verbessert. Auch die Kontrolle ihrer Blutwerte ergab eine stetige Normalisierung. Nichtsdestotrotz müssen wir sie weiterhin schonend ernähren und regelmäßig die Nierenfunktion per Blutanalyse kontrollieren.

Unterstützung aus der Natur

Es gibt aus der Naturheilkunde einige Möglichkeiten, die Restnierenfunktion zu unterstützen. Ein Homöopath wird Mittel wie Solidago, Lespedeza oder Berberis verschreiben. Aus der Komplextherapie gibt es *NeyDil Nr. 7* oder *Nr. 63* (Firma *vitOrgan*), *Reneel*, *Ren suis injeel* und die viel praktizierte SUC-Kombi-Therapie (alles *Heel*) oder *Renes viscum* (*Plantavet*). Diese Kombinations-Präparate erzielen häufig erstaunliche Ergebnisse, selbst bei schon fast aussichtslosen Fällen. Wenn bei deiner Grauschnauze eine Nierenschwäche diagnostiziert wird, dann such dir unbedingt schnell einen Therapeuten, der Erfahrung mit CNI und diesen Medikamenten hat.

Sehr wirksam ist auch der Einsatz der Phytotherapie, der Kräuterheilkunde. Brennnesselsamen können den Kreatininwert im Blut senken und unterstützen durch ihren hohen Eisenanteil die Blutbildung. Auch die Blätter der Brennnessel haben einen günstigen Effekt auf die Niere. Weitere nierenstärkende und entgiftende Kräuter sind Goldrute (Solidago), Löwenzahn (Taraxacum officinale), Ackerschachtelhalm (Equisetum) und Birke (Betula Pendula). Lass dir von einem Ernährungsberater oder Tierheilpraktiker eine individuelle Mischung zusammenstellen. Er wird auch den erhöhten Bedarf an Vitaminen berücksichtigen.

Ganz wichtig ist, dass der nierenkranke Hund viel trinkt. Die Unfähigkeit der Niere, den Urin zu konzentrieren, verursacht Polyurie (vermehrter Harnabsatz). Der so entstehende Flüssigkeitsverlust muss über die Trinkmenge ausgeglichen werden, weil es sonst zu einer gefährlichen Austrocknung des Organismus kommen kann.

Dass immer ausreichend frisches Wasser verfügbar ist, setze ich als selbstverständlich voraus. Du kannst deinen Hund zum Trinken animieren, indem du etwas Sahne ins Trinkwasser gibst. Auch Fleischbrühe geht, sofern sie ungesalzen ist. Sinnvoll ist es außerdem, Wasser ins Futter zu mischen. Prinzipiell ist Nassfutter den trockenen Pellets aus dem Sack vorzuziehen – oder letztere lange und großzügig einweichen.

Es dürfte einleuchten, dass bei einer Niereninsuffizienz auf Stress und Sport verzichtet werden sollte. Andererseits ist regelmäßige Bewegung wichtig für Herz und Kreislauf – was auch den Nieren zugutekommt. Nicht nur deswegen lohnt ein Besuch deines Seniors beim Hundeosteopathen. Eine Wirbelblockade kann die Nierenarterie behindern, was eine Minderdurchblutung und damit eine eingeschränkte Versorgung des Organs verursacht.

Vorbeugung ist einfacher als Heilung

Die CNI gilt als eine der häufigsten Todesursachen älterer Hunde. Grund genug, das Paarorgan zu hegen und zu pflegen, also einer Überlastung vorzubeugen.

Belastend für das Organ sind Vergiftungen, die zum Glück eher selten vorkommen, außerdem viele Medikamente und falsche Ernährung. Was Arzneimittel angeht, gilt grundsätzlich die Devise: So viel wie nötig, so wenig wie möglich – und immer an die ungiftigen Alternativen denken. Wobei auch einige pflanzliche Stoffe Nebenwirkungen haben und die Nieren belasten können.

Besonders bei der Fütterung werden viele Fehler gemacht, die die Entgiftungsorgane überfordern und möglicherweise ihre Halbwertszeit verkürzen. Die beiden wichtigsten Komponenten habe ich bereits genannt: Eiweiß und Phosphor. Mehr Informationen findest du im Kapitel Ernährung ab Seite 153.

Erkrankungen der Geschlechtsorgane der alten Hündin

Pyometra

Etwa jede vierte nicht-kastrierte Hündin, das ergab eine schwedische Studie, erkrankt einmal in ihrem Leben an einer Pyometra, einer Gebärmuttervereiterung. Das Risiko steigt in der zweiten Lebenshälfte.

Durch die Entzündung sammelt sich Eiter in der Gebärmutter. Bei der offenen Pyometra fließt dieser als stinkendes, bräunliches Sekret über die äußeren Geschlechtsorgane, also die Vagina, heraus. Auffällig ist zunächst nur, dass die Hündin sich häufiger an der Vulva leckt, so dass man die Absonderungen kaum bemerkt. Bei der geschlossenen Entzündung sammelt sich der Eiter in der Gebärmutter. Der Bauch schwillt an, es bilden sich Toxine, die den Organismus überschwemmen und zu einer Blutvergiftung führen können.

Die Hündin hat zunächst vermehrt Durst und setzt häufiger Urin ab. Mit Fortschreiten der Entzündung verschlechtert sich ihr Allgemeinbefinden, Durchfall und Erbrechen sind möglich, Futterverweigerung und Fieber.

Wenn eine Hündin im Zeitraum zwischen zwei und acht Wochen nach Ende der Läufigkeit plötzlich derartige Symptome zeigt, muss sie sofort dem Tierarzt vorgestellt werden. In den meisten Fällen erfolgt eine „Total-Operation", also die Kastration – Gebärmutter und Eierstöcke werden entfernt. Eine medikamentöse Behandlung ist nur selten möglich, es kommt danach häufig zu Rezidiven.

Eine Pyometra ist ein medizinischer Notfall. Ob am Wochenende oder in der Nacht: Halte dich nicht damit auf, in einer Facebook-Gruppe um Rat zu fragen. Nimm direkten Kurs auf die nächste Tierklinik.

Mammatumoren

Den Brustkrebs der Hündin bespreche ich im Kapitel Tumorerkrankungen ab Seite 125.

Erkrankungen der Geschlechtsorgane des alten Rüden

Prostataentzündung

Eine Entzündung der Vorsteherdrüse kann in jedem Lebensalter auftreten. Da das Immunsystem mit dem Alter an Kraft verliert, wächst das Erkrankungsrisiko. Verantwortlich für die meisten Entzündungen sind durch die Harnröhre aufsteigende Bakterien. Die Erkrankung ist sehr schmerzhaft, was nicht nur am staksigen Gang erkennbar ist. Das Allgemeinbefinden ist gestört, der Rüde hat Fieber, Krämpfe, Verstopfung und blutig-eitrigen Ausfluss aus dem Penis.

Schulmedizinisch wird sofort eine Schmerz- und Antibiotikabehandlung eingeleitet. Um eine Weiterentwicklung in die chronische Form zu verhindern, muss der Hund engmaschig untersucht werden; häufig dauert die Therapie mehrere Wochen.

Eine alleinige alternative Behandlung würde ich bei einer so heftigen Symptomatik nicht empfehlen. Anders ist es bei der chronischen Prostatitis, die sich durch weniger und leichtere Symptome zeigt, dabei aber langanhaltend und therapieresistent ist. Hier kann eine homöopathische oder andere alternative Therapie durchaus Verbesserung bringen. Dass Blasenentzündungen gut auf Homöopathie ansprechen, hast du ja bereits erfahren – und diese stehen häufig mit einer Prostataerkrankung im Zusammenhang.

Prostatahyperplasie

Bei fast allen unkastrierten Rüden vergrößert sich mit dem Lebensalter die Prostata. Das Drüsengewebe verändert sich schon ab dem zweiten oder dritten Lebensjahr. Symptomatisch wird das Geschehen aber erst, wenn die Prostata auf den Enddarm drückt und Kotabsatzstörungen verursacht. Der Rüde hockt sich dann, als wolle er mal müssen, steht dann aber unverrichteter Dinge wieder auf, sucht einen anderen Platz, hockt sich erneut, und wieder kommt nichts. Oder er scheidet in Etappen kleine, plattgedrückte Ködel aus. Gelegentlich kommt es auch zu Inkontinenz oder Harnabsatzstörungen. Ein anderes Anzeichen für eine Vergrößerung der Vorsteherdrüse können Bluttropfen aus der Harnröhre sein. Bei manchen Hunden ist die Angelegenheit durchaus schmerzhaft. Gefährlich wird es, wenn die Prostata die Harnwege verlegt und es zum Urinrückstau in die Niere kommt.

Aufgrund der Häufigkeit empfehlen Tierärzte bei intakten Rüden in der zweiten Lebenshälfte, die Prostata einmal jährlich per Ultraschall begutachten und ausmessen zu lassen.

Wenn die Größe der Vorsteherdrüse zu Beschwerden führt, besteht natürlich Therapiebedarf. Die allopathische Behandlung mit Hormonpräparaten zeichnet sich durch erhebliche Nebenwirkungen und schlechte Erfolgsquoten aus. In der Regel greift man daher zum Skalpell: Spricht kein medizinischer Grund dagegen, wird der Rüde kastriert. Das hört sich für manchen hart an, führt aber innerhalb weniger Wochen zur Rückbildung der Prostata auf Normalgröße und zu lebenslanger Schmerzfreiheit.

Wird die Vergrößerung entdeckt, bevor sie zu unangenehmen Symptomen führt, kann man durch naturheilkundliche Mittel versuchen, das weitere Wachstum einzudämmen. Aus der Phytotherapie bieten sich Kombinationen mit Sägepalme (Serenoa repens) oder Brennnessel (Urtica urens) an. Weitere Chancen bieten Homöopathie, Organotherapie und Akupunktur. In jedem Fall muss das weitere Wachstum überwacht werden.

Bei kastrierten Rüden ist eine Prostatahyperplasie extrem selten.

Prostatatumoren

Prostatatumoren kommen sowohl bei intakten als auch bei kastrierten Rüden vor, jedoch deutlich seltener als beim Mann. Die Symptomatik ist unspezifisch, was die Diagnose erschwert. In der Regel handelt es sich um bösartige Adeno-Karzinome, die bei Feststellung häufig schon metastasiert haben. Zu den Therapiemöglichkeiten findest du Informationen im Kapitel Tumorerkrankungen ab Seite 125.

Hodentumoren

Auch diese Krebsart bespreche ich im Kapitel Tumorerkrankungen ab Seite 125.

Tipp: Krankenversicherung

Wenn dein Hund über 7 Jahre alt ist, wirst du vermutlich keine
Gesellschaft mehr finden, die ihn krankenversichert. Eigentü-
mer von jüngeren Tieren aber sollten über den Abschluss
nachdenken. Allerdings muss man sich sehr genau informie-
ren, was konkret durch einen Vertrag abgedeckt ist. Das Klein-
gedruckte schließt möglicherweise verschiedene Krankheits-
komplexe – auch rassetypische – aus. Oder es werden nur die
einfachen Sätze der tierärztlichen Gebührenordnung erstat-
tet, die meisten Praxen berechnen aber zwei- bis dreifach.

Dementsprechend warnen Verbraucherzentralen vor
vorschnellen Vertragsunterschriften. Unter Umständen zahlt
man viel Geld für wenig Schutz. Günstiger kann eine OP-Versi-
cherung sein. Sie tritt nur bei chirurgischen Eingriffen ein –
und das sind meist die teuersten Vorkommnisse im Leben der
Vierbeiner.

Ich selbst rate gerne zu einem Sparbuch für den Hund.
Leg monatlich einen festen Betrag für ihn zurück, der dir im
Falle einer schweren Krankheit, nach einem Unfall oder auch
bei zunehmenden Alterszipperlein als Reserve zur Verfügung
steht.

Viele Tipps rund um das Hundebudget findest du in meinem Buch „Tierisch kalkuliert – das Sparbuch für den Hundehalter" (Infos auf Seite 195)

Erkrankungen von Leber und Milz

Obgleich keine typischen Seniorenleiden, steigt die Häufigkeit der Erkrankungen der Leber - wie viele andere auch – mit dem Alter der Hunde an. Der Grund liegt vermutlich am anstrengenden Job.

Die Aufgaben der Leber sind vielseitig. Sie ist die größte Verdauungsdrüse und ein wichtiges Stoffwechselorgan und regelt den Fett-, Zucker- und Eiweißstoffwechsel. Sie sekretiert die Gallensäure, die für die Fettverdauung unentbehrlich ist. Sie produziert und speichert Vitamine. Und sie ist (neben den Nieren) das zweite große Entgiftungsorgan, trennt Nährstoffe von Unbrauchbarem und sorgt für die Ausscheidung von Stoffwechselendprodukten und Giftstoffen über den Darm.

Je mehr Schadstoffe der Hund im Laufe seines Lebens zu sich nimmt, desto härter wird es für die Leber. Andere häufige Verursacher von Lebererkrankungen sind Parasiten und Viren. Wie beim Menschen, gibt es auch beim Hund eine Fettleber durch Übergewicht und falsche Ernährung. Alkohol spielt nur eine untergeordnete Rolle. (...wobei ich früher einen jungen Hund mit Leberschaden hatte. Murphy war vermutlich vorher mit vergorenen Essensresten gefüttert worden, und Gärung produziert bekanntlich Alkohol. Er war alkoholsüchtig, echt wahr! Wir haben ihn entwöhnt und mit guter Ernährung gesund bekommen... Aber das ist eine andere Geschichte.)

Die Leber ist ein leistungsfähiges Wunder der Natur, und sie muss schon arg schwächeln, bevor der Hund Symptome zeigt. Es beginnt unspezifisch mit Müdigkeit, Appetitlosigkeit und gelegentlichem Durchfall. Erst bei schweren Schäden kommt es zum Ikterus, der Gelbfärbung der Schleimhäute, es sammelt sich Flüssigkeit im Bauch, bei starker Vergiftung können Krämpfe auftreten. Mit Fortschreiten der Entzündung kommt es zu Gewebsvernarbungen und zur Zirrhose, auf die ein Leberversagen folgen kann.

Vorher aber hat der verantwortungsvolle Tierbesitzer schon längst bemerkt, dass etwas nicht stimmt, und nach einer Blutentnahme vom Tierarzt die Diagnose Leberinsuffizienz bekommen.

Im Gegensatz zur Niere ist die Leber glücklicherweise sehr regenerierungsfreudig. Auch hier steht und fällt alles mit der Ernährung. Die Eiweißzufuhr wird normalerweise verringert, vor allem ist der Fokus auf eine hohe Verwertbarkeit der Proteine und einen moderaten Fettanteil zu setzen. Natrium und Kupfer sollen minimiert werden, Vitamine und Antioxidantien optimiert und leberunterstützende Kräuter wie Mariendistel oder Artischocke zugefüttert werden. Mit verschiedenen Therapien kann man die Leberheilung anregen: Viele Tierheilpraktiker setzen Homöopathie, Akupunktur und Organotherapie sowie Heilpilze ein.

Auch zu Lebertumoren kommt es bei älteren Hunden leider nicht selten – noch häufiger aber tritt der Krebs an der Milz auf. Rein statistisch sind davon überwiegend Rüden im mittleren Alter betroffen. Hier ist eine sofortige Operation ratsam. Was zusätzlich an Therapien möglich und empfehlenswert ist, findest du im Kapitel über Tumoren ab Seite 125.

Erkrankungen der Bauchspeicheldrüse

Um Eiweiße, Kohlenhydrate und Fette zu spalten, produziert die Bauchspeicheldrüse (das Pankreas) Verdauungsenzyme, die in den Dünndarm abgegeben werden. Nach einer akuten und starken (selten) oder langandauernden, also chronischen Entzündung kann es zu einer Funktionseinschränkung kommen, der Pankreasinsuffizienz. Sie äußert sich durch ständige oder wiederkehrende Durchfälle und Gewichtsverlust und erfordert eine spezielle Ernährung, meistens ergänzt durch die Zufütterung von Verdauungsenzymen und Vitaminen. Die Pankreasinsuffizienz tritt bei Hunden jeden Alters auf.

Hormonelle und Stoffwechsel-Erkrankungen

Diabetes

Neben der Enzymproduktion ist der zweite Auftrag des Pankreas die Bildung verschiedener Botenstoffe, wobei im Mittelpunkt die für die Regulation des Kohlenhydratstoffwechsels wichtigen Hormone Insulin und Glukagon stehen. Beim Insulinmangel kann Glucose nicht mehr von den Zellen als Energielieferant aufgenommen werden und reichert sich im Blut an (Hyperglykämie). Diese Zuckerstoffwechselkrankheit, der Diabetes mellitus, ist die häufigste hormonelle Erkrankung beim alten Hund.

Da die Glucose ohne Insulin nicht für die Zellen verfügbar ist, muss der Körper seinen Energiebedarf anders decken. Das versucht er mit erhöhtem Fettabbau und Proteinverbrauch.

Daraus ergeben sich übermäßiger Hunger und Durst, gleichzeitig lässt die Leistungsfähigkeit nach und der Hund verliert an Gewicht – obwohl er viel frisst. Zeigt sich dazu eine erhöhte Anfälligkeit für Infekte, vor allem der Harnwege, verhärtet sich der Verdacht auf Diabetes. Für die Diagnose misst man Glukose- und Fruktosaminwerte in Blut und Urin.

Ein leichter Diabetes kann mit gezielter Fütterung in Verbindung mit Medikamenten aus der Homöopathie und Organotherapie kontrolliert werden. Begleitend empfehlen sich Kräuter mit blutzuckersenkender und antidiabetischer Wirkung und die Optimierung der Chromversorgung. Natürlich ist eine engmaschige Überwachung der Blutzuckerwerte unerlässlich. Sinkt der Insulinspiegel zu weit ab, kann das zu einer lebensbedrohlichen Stoffwechselentgleisung, der Ketoazidose, führen. Bei langandauerndem Diabetes kann beim Hund ein Grauer Star entstehen und zur Erblindung führen.

Bei den meisten vierbeinigen Diabetikern ist daher die Substituierung von Insulin notwendig. Die Hundehalter lernen in der Regel, selbst den Insulinspiegel zu bestimmen und ein Hormonpräparat zu injizieren. Inzwischen gibt es moderne Applikationsstifte, mit denen die Verabreichung der korrekten Dosierung im Vergleich zur herkömmlichen Spritze viel einfacher ist.

Übrigens sind Hündinnen viermal so häufig betroffen wie Rüden. Da die Sexualhormone die Zuckerkrankheit negativ beeinflussen und zur Stoffwechsel-Entgleisung führen können, wird bei Diagnosestellung zur Kastration des Hundemädels geraten. Heilbar ist die Krankheit in der Regel nicht, aber wenn man es mit den Medikamenten schafft, den Energiehaushalt zu stabilisieren und den Blutzuckerspiegel konstant zu halten, ist die Lebensqualität der Patienten kaum beeinträchtigt.

Bei der Ernährung sollte man die Kohlenhydrat-Menge niedrig halten, ohne auf Ballaststoffe zu verzichten (in der Deklaration von Fertigfuttern als Rohfaser bezeichnet). Diese sorgen für eine langsamere Aufnahme des Zuckers aus der Nahrung ins Blut und verhindern damit zu starke Schwankungen des Glukosespiegels. Mit dem gleichen Ziel wird empfohlen, die Futtermenge in kleinen Rationen über den Tag verteilt zu geben.

Es gibt eine vererbbare Form, der primäre Diabetes, und eine sekundäre Form, die sich nach einer vorangegangenen Erkrankung wie dem Cushing-Syndrom (siehe unten), der schon beschriebenen Pankreatitis oder einer Schilddrüsenunterfunktion (Seite 118) entwickeln kann. In allen Fällen steigt das Erkrankungsrisiko bei Übergewicht und mangelnder Futterqualität. Womit die Frage nach den Möglichkeiten zur Prophylaxe beantwortet wäre. Eine ausgewogene Ernährung und ein angemessenes Bewegungsmanagement schützen deinen Hund auch vor der Zuckerkrankheit.

Cushing-Syndrom

Hunde ab acht Jahren gelten als „Zielgruppe" von Morbus Cushing. Cushing hieß der US-amerikanische Neurochirurg, der das Syndrom 1910 erstmals für den Menschen beschrieben hat, Morbus ist das lateinische Wort für Krankheit. Der wissenschaftliche Name lautet übrigens Hyperadrenokortizismus.

Beim Cushing-Syndrom ist der Cortisol-Spiegel im Körper permanent erhöht. Das ist ein Stress-Hormon, das in Ausnahmezuständen dafür sorgt, dass dem Körper Energie zur Verfügung steht, um in einem Kampf oder auf der Flucht nicht schlapp zu machen. Gleichzeitig werden Körperfunktionen heruntergefahren, die im Gefahrenmoment nicht dringend gebraucht werden. Cortisol beeinflusst den Zuckerstoffwechsel und den Blutdruck, und es wirkt entzündungshemmend. Den letztgenannten Effekt macht man sich in der Medizin zunutze, indem man mit Glukokortikoiden (meist Kortison genannt) Entzündungen im Körper unterdrückt. Werden die Medikamente jedoch dauerhaft gegeben, verursacht man damit ein iatrogenes, also durch Arzneimittel hervorgerufenes, Cushing-Syndrom.

In den meisten Fällen aber entsteht die Erkrankung durch tumoröse Neubildungen an der Hypophyse, der Hirnanhangsdrüse. Diese sorgt dann für einen erhöhten Ausstoß des Hormons ACTH, das wiederum die Nebennierenrinde dazu bringt, Cortisol zu produzieren. Seltener wird ein Tumor an der Nebennierenrinde selbst festgestellt.

Woran erkennt man das Cushing-Syndrom?
o Der Hund hat gesteigerten Appetit bis hin zur massiven Fresslust.
o Er hat unstillbaren Durst, muss aber auch entsprechend viel pinkeln, was zu Inkontinenz oder Stubenunreinheit führen kann.
o Der Hund hechelt viel.
o Die Muskulatur bildet sich zurück.
o Es wächst ein Hängebauch (Stammfettsucht). Zusammen mit den durch die Muskelatrophie dünneren Beinen bietet

sich ein Bild von einem Körper, bei dem nichts mehr richtig zusammenpasst.

o Die Haut verfärbt sich dunkel, sie verdünnt sich, wird fettig oder bildet Schuppen und Kalkknötchen. Besonders am Rumpf kann das Fell durch Haarausfall ausdünnen.

o Sekundär können Diabetes, Osteoporose, Verkalkungen der Lunge und die Neigung zu Infektionen und Thrombosen auftreten.

o In seltenen Fällen entwickelt sich eine Calcinosis cutis, eine Verkalkung der Haut durch den kontinuierlich hohen Kortison-Spiegel.

Bei den meisten Hunden zeigen sich die Veränderungen langsam und undeutlich und werden lange Zeit aufs Alter geschoben. Eine sichere Diagnose gibt es nur über ein aufwendiges Blutmessverfahren.

Die Therapie erfolgt normalerweise lebenslang über Medikamente, die die Cortisolproduktion verringern. Der Hund muss regelmäßig kontrolliert werden, um den Hormonspiegel in der Waage zu halten. Beim iatrogenen Cushing setzt man das verursachende Medikament ab. Glukokortikoide müssen immer sehr vorsichtig ausgeschlichen werden.

Möglichkeiten zur Vorbeugung bestehen nicht. Zur Vermeidung des iatrogenen Cushings sollte man auf Langzeitmedikation mit Kortison wann immer möglich verzichten.

Schilddrüsenerkrankungen
„Du guckst aber traurig!" – Wenn dein Hund neuerdings häufiger diese Ansage bekommt, hat sich vielleicht tatsächlich

sein Gesichtsausdruck geändert. Fetteinlagerungen im Kopfbereich können dahinterstecken – ein typisches Symptom bei einer Schilddrüsenunterfunktion (SDU).

Die schmetterlingsförmige Schilddrüse sitzt im oberen Halsbereich und bildet verschiedene Hormone, die in jede Menge Stoffwechselprozesse eingreifen. Durch Entzündungen oder eine Autoimmunreaktion kann Gewebe zerstört und die Hormonproduktion verringert werden, was zur Hypothyreose, der Schilddrüsenunterfunktion, führt. Betroffen sind überwiegend mittelgroße und große Hunde im mittleren Alter.

Die Krankheit entwickelt sich schleichend, und wieder haben wir es mit einer unspezifischen, unklaren Symptomatik zu tun. Möglich sind:

o Gewichtszunahme bei reduzierter Fütterung
o Heißhunger, und zwar immer
o vermehrter Durst
o Temperaments- und Konditionsverlust, Müdigkeit
o Muskelschwund
o Fell- und Hautveränderung, Juckreiz, Schuppen, Haarausfall
o Ohrenentzündungen
o Neigung zum Frieren

(Ein mir bekannter Tierarzt erklärt die Symptomatik gerne mit den fünf **F**: **F**ett, ver**F**ressen, ver**F**roren und **F**ürchterlich **F**aul)

Viele Tiere zeigen zudem Verhaltensänderungen in Richtung Aggression oder Ängstlichkeit und Schreckhaftigkeit. Und eben den tragischen Gesichtsausdruck.

Festzustellen ist die Hypothyreose über eine Blutuntersuchung. Fallen die Werte grenzwertig aus, sollte man die

Analyse einige Wochen später wiederholen. Es ist zu berücksichtigen, dass manche Medikamente den Schilddrüsenhormonspiegel beeinflussen (z.B. Kortison, ASS, Johanniskraut).

Kleiner Exkurs:

Hormone und Homöopathika – klein aber oho

Das stärkste Argument der Kritiker an der Homöopathie lautet bekanntlich, dass so geringe Mengen an Wirkstoffen auf keinen Fall Wirkung zeigen können. Hormonen sagt das niemand nach, obwohl diese in noch viel geringerer Dosierung immense Effekte erzielen.

So lautet der Referenzwert für das Schilddrüsenhormon Thyroxin (T4) im Hundeblut 1,3 – 4,5 µg /dl; 1 µg ist ein Millionstel Gramm.

Die Mikropille für die Frau verhindert mit nur 20 bis 30 µg Hormonen eine Schwangerschaft.

Der Adrenalinwert im Serum von Männerblut liegt unter 50 pg pro Milliliter. Vom Hormon ACTH findet man 10 bis 60 pg/ml. pg steht für Pikogramm und ist ein Billionstel Gramm.

Ein homöopathisches Medikament der Potenz D4 enthält die Konzentration 10^{-6} g/ml, das ist 1 µg. Bei der D7 befinden wir uns im Nanogramm-Bereich (ng).

Es gibt andere Medikamente, die mit geringsten Mengen Resultate erzielen. Vom Digitoxin etwa, einem Herzmedikament aus dem Fingerhut, sollte eine Tablette nur 12 bis 25 ng/ml enthalten, um nicht einen Herzkasper zu verursachen. Die Grenzwerte für manche Gifte liegen noch weit drunter - der für Dioxin wurde auf maximal 4 pg/ Kilogramm Körpergewicht festgelegt.

Ähnlich wie beim Diabetes hilft man dem Patienten durch eine Hormonsubstitution. Er bekommt zweimal täglich Tabletten mit dem Wirkstoff L-Thyroxin. Das größte Problem ist dabei zu Beginn, die richtige Dosierung herauszufinden, den Hund also „einzustellen".

Natürlich hat die Ernährung Einfluss auf den Schilddrüsenhormonspiegel. Mit der richtigen Fütterung kann man Schwankungen vorbeugen – aber auch verursachen. Vor allem das Kalzium-Phosphor-Verhältnis sowie Selen und Zink sind zu kontrollieren. Jodreiche Lebensmittel sollte man vermeiden, ebenso eine Eiweiß-Überversorgung. Bei Frischfleisch-Fütterung ist auf Schlund, Kopffleisch, Kehlkopf und Hals zu verzichten, weil hier Schilddrüsen-Reste mit den entsprechenden Hormonen enthalten sein können. Damit kann man sogar beim gesunden Tier eine Schilddrüsenüberfunktion auslösen, die eigentlich bei Hunden (im Gegensatz zu Katzen) sehr selten ist.

Das alternde Herz

Wenn ein älterer Hund hustet, hat das nicht zwingend mit einer Erkältung zu tun. Möglicherweise liegt ein Herzproblem vor, durch das sich Flüssigkeit in der Lunge sammelt, was den Husten auslösen kann. Bei Menschen kommt es durch eine Herz-Kreislaufschwäche meist zur Ödembildung in den Beinen, bei Hunden bildet sich dagegen häufiger ein Rückstau in die Lunge.

Herzerkrankungen lassen sich in zwei große Gruppen teilen. Auf der einen Seite findet man Probleme mit Herzklappen, die durch altersbedingte Gewebeveränderungen nicht mehr ausreichend schließen. Am wahrscheinlichsten beim

Hund ist die Insuffizienz der Mitralklappen. Überdurchschnittlich oft betroffen sind ältere Hunde kleiner Rassen wie Dackel, Terrier und Chihuahua. Es kommt zum Linksherzversagen und damit zum beschriebenen Flüssigkeitsstau in der Lunge. Der Husten kann auch durch einen mechanischen Reiz der Bronchien ausgelöst werden, wenn sich durch die Klappenfehlfunktion der linke Vorhof vergrößert.

Die Herzerkrankungen der zweiten Klasse resultieren aus einer Ermüdung des Herzmuskels. Das Organ vergrößert sich, gleichzeitig lässt die Pumpleistung nach. Auch hier findet man häufig genetische Muster – große Rassen wie Doggen, Großpudel und Dobermänner gelten als besonders gefährdet. Infektionen, Toxine oder Fehlernährung können ebenfalls den Herzmuskel angreifen. Ein Hauptsymptom ist die nachlassende Ausdauer, es kann zu Ödemen im Brust- und Bauchbereich kommen.

Atemnot, Schwäche, nächtliche Unruhe, vermehrtes Hecheln und ein schneller Puls (siehe Kasten) können den Besuch beim Kardiologen erfordern. Grundsätzlich gehört bei jedem Hund in der zweiten Lebenshälfte die Untersuchung des Herzens mit zum jährlichen geriatrischen Check. Denn vor der Therapie steht die Diagnose. Eine Klappeninsuffizienz lässt sich meist schon früh durch die Auskultation, das Abhören mit dem Stethoskop feststellen. Nicht so einfach zu hören ist die Herzmuskelerkrankung, hier sind Untersuchungen wie Röntgen, EKG oder Ultraschall notwendig.

Tipp: Puls messen beim Hund

Stell oder hocke dich neben deinen Hund und schau von ihm aus gesehen nach hinten. Jetzt fasst du mit der Hand in seine Leiste. Dein Daumen liegt am Hinterbein außen über dem Knie, die anderen vier Finger liegen am inneren Oberschenkel. Hier tastest du jetzt, bis du eine Art Strang oder Schlauch spürst, die Oberschenkelschlagader (Arteria femoralis). Bei leichtem Druck darauf fühlst du die Pulsation in deinen Fingern. Mach dir keine Sorgen, wenn du anfangs länger suchen musst – das geht allen so.

Die normale Herz- oder Pulsfrequenz liegt bei 60 bis 120 Schlägen pro Minute. Bei kleinen Hunden ist das Tempo höher als bei großen. Auch Welpen haben eine höhere Frequenz.

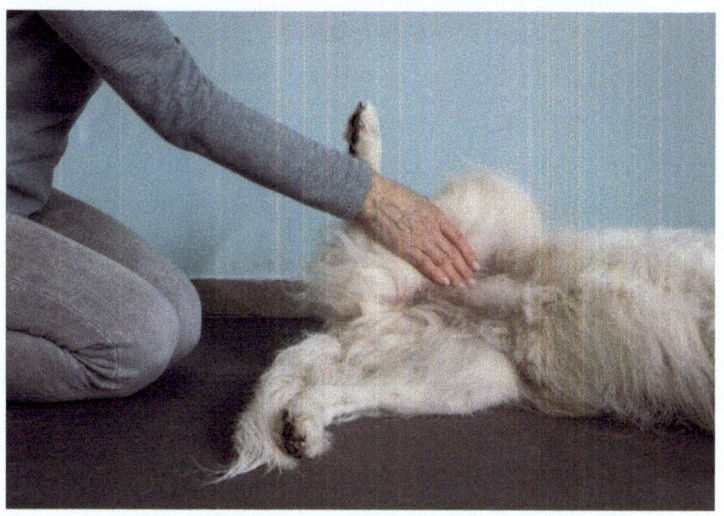

Auch beim liegenden Hund lässt sich der Puls an der Arteria femoralis einfach ertasten (Foto: Thiel)

Leichte Herzinsuffizienzen lassen sich durch alternative Therapien auffangen. Geeignet sind Medikamente aus der Homöopathie und Organotherapie. In vielen Fällen wird früher oder später eine Medikation mit klassischen Medikamenten notwendig. Diese regulieren den Blutdruck, unterstützen die Herzfunktion oder leiten die Flüssigkeitsansammlungen aus (sogenannte Diuretika).

Durch die Ernährung kann man das Pumporgan unterstützen. Die größte Hilfe ist dabei die Einhaltung des Körpergewichts. Übergewicht überlastet den Kreislauf und sollte zügig abgebaut werden. Hunde mit fortgeschrittener Herzinsuffizienz neigen zum Gewichtsverlust, was eine erhöhte Energiezufuhr erfordert.

Der Natriumgehalt des Futters ist streng zu kontrollieren, um die Ödembildung nicht zu verstärken – Salz bindet bekanntlich Wasser im Körper. Da verschiedene Medikamente ungünstigen Einfluss auf den Elektrolythaushalt nehmen können, ist dieser durch regelmäßige Blutanalysen zu beobachten. Auf mögliche Verschiebungen kann man mit zielgerichteter Diätetik reagieren. Verschiedene Nahrungsergänzungen wie Taurin oder Carnitin können die Herzfunktion unterstützen, sollten aber nicht ohne konkrete Dosierungsanleitung durch einen Therapeuten zugeführt werden.

Vom Welpen bis zur Grauschnauze ist die dem Alter und der Größe und Rasse angemessene Bewegung und Ernährung der beste Schutz, auch vor Herzschwächen.

Tumorerkrankungen

Jetzt habe ich schon ziemlich viele Krankheiten lang nicht mehr vom Naddelchen gesprochen. Aber wir sind noch nicht durch mit ihren Baustellen. Naddel hat Tumoren.

„Ach nein, das arme Hundchen, wie lange hat es denn noch?", mag sich manch einer erschrecken. Keine Sorge. Es sind Lipome, also Fettgeschwulste, absolut harmlos. Naddel hatte auch vor einem halben Jahr einen äußerlichen Tumor an der Hacke – weil dieser zu starken Blutungen neigte, haben wir ihn entfernt und pathologisch untersuchen lassen, er war ebenfalls gutartig.

Tumor heißt also zunächst mal einfach Gewebszubildung oder Gewebeneubildung. Das kann alles sein von der harmlosen Fettbeule bis zum aggressiv-bösartigen Krebs.

Lipome sind mega-häufige Alterserscheinungen am Hund (wie auch Warzen - ja, Naddel hat auch Warzen). In der Regel braucht man sich darum keine Sorgen zu machen. Ein Lipom entfernt man nur, wenn es an einer Stelle sitzt, wo es den Hund extrem bei der Bewegung oder beim Liegen behindert. Nur selten braucht es eine Biopsie, die Fettbollen sind gut durch Palpation zu identifizieren. Sie sitzen direkt unter der Haut und sind vom anderen Gewebe gut abzugrenzen. Ihre Oberfläche ist glatt. Nur wenn sie eine davon abweichende Konsistenz haben, schmerzempfindlich sind oder rasant wachsen, möchte man sie doch mal überprüfen lassen.

Leider gibt es eine ganze Reihe von gefährlichen Tumorformen. Beim Krebs handelt es sich im Prinzip um entartete Körperzellen, die sich durch unkontrolliertes Wachstum und

Verlust der Apoptose-Funktion, des programmierten Absterbens, auszeichnen. Und sie sind hinterhältig: Dem Angriff des Immunsystems entgehen sie durch geschickte Tarnung, die sie vor Erkennen und Zerstörung schützt. Das Tempo von Wachstum und Absiedelung, also Metastasen-Bildung, ist abhängig von der Art des Tumors und vom betroffenen Gewebe.

Krebs ist auch beim Hund eine weit verbreitete Alterserkrankung und eine der häufigsten Todesursachen. Hier kommt die traurige Hitliste der Tumorarten.

Mammatumoren

Etwa die Hälfte aller tumorösen Wucherungen bei Hündinnen sind Milchdrüsentumoren. Davon sind schätzungsweise 50 Prozent gutartig. Das Alter der Hündinnen bei Diagnosestellung liegt im Schnitt bei neun Jahren.

Man kann nur grob durch einen Tastbefund einschätzen, ob die Knoten gut- (benigne) oder bösartig (maligne) sind. Ist die Oberfläche glatt und der Tumor gut verschiebbar, ist er eher harmlos. Sicherheit bekommt man erst nach der Entnahme und der histologischen Laboruntersuchung.

Früher tendierte man eher zum Warten und Beobachten, heute raten Tierärzte zur schnellen Operation. Je kleiner und jünger der Tumor, desto geringer ist das Risiko, dass er schon gestreut hat. In den meisten Kliniken wird bei Mammatumoren die komplette Gesäugeleiste amputiert. Bei kleinen Knoten entnimmt man nur die betroffenen und die benachbarten Mamma-Komplexe. Vorher werden die Lymphknoten und die Lunge überprüft - denn hier entstehen die ersten Metastasen. Sind diese schon vorhanden, verzichtet man auf die Chirurgie.

Sie kann das Tier nicht mehr heilen und wird im Gegenteil dazu Lebenskraft kosten.

Tipp: Kastration – Kurswechsel

Bis vor wenigen Jahren wurde grundsätzlich zur Kastration geraten, wenn ein Hund nicht für die Zucht eingeplant war. Inzwischen hat ein Umdenken stattgefunden – und sogar eine veränderte Rechtslage. Heute dürfen Hunde in Deutschland nur noch kastriert werden, wenn dafür eine medizinische Notwendigkeit vorliegt.

Ein vermindertes Risiko für Gesäugeleistentumoren bedingt diese Notwendigkeit nicht. Etwa ein Viertel aller unkastrierten Hündinnen entwickelt an den Zitzen irgendwann Knoten, von denen rund die Hälfte bösartig sind. Bei kastrierten Hündinnen ist dieses Risiko auf weniger als ein Prozent gesenkt – wenn die Kastration vor der ersten Läufigkeit durchgeführt wurde. Diese Frühkastration aber ist aus anderen Gründen nicht sinnvoll. Die Hündin wird nicht körperlich erwachsen und die Produktion einiger Wachstumshormone wird zu früh gedrosselt – diese aber braucht der Hund für die Entwicklung und Ausreifung von Knochen und Gelenken. Neue Untersuchungen weisen darauf hin, dass deutlich mehr kastrierte Hunde beiderlei Geschlechts zu Hüftdysplasien und Kreuzbandrissen neigen, als ihre intakten Artgenossen. Auch die Erkrankungszahlen von Lymphomen und Hämangiosarkomen sind deutlich größer. Dazu kommt eine hohe Rate von Verhaltensauffälligkeiten, die mit den fehlenden Geschlechtshormonen begründet werden.

Hauttumoren

Oberflächliche Tumoren sind sehr oft der Grund, warum Hunde bei Tierärzten und -heilpraktikern vorgestellt werden. Kein Wunder – wenn jemand eine dubiose Umfangsvermehrung an der Haut seines geliebten Vierbeiners feststellt, läuten die Alarmglocken. Der Therapeut kann eine Einschätzung aufgrund des optischen und fühlbaren Eindrucks vornehmen. Er bewertet dabei Größe, Form, Konsistenz, Verschiebbarkeit, Schmerzhaftigkeit und die Temperatur des Knotens. Eine sichere Diagnose ist jedoch ohne die Laboruntersuchung einer Gewebeprobe kaum möglich. Zu den Hauttumoren gehören auch Warzen, Talgdrüsenadenome und die schon genannten Lipome, um nur einige von den harmlosen zu nennen. Etwa 20 bis 30 Prozent der Zubildungen aber sind maligne. Die Prognose ist abhängig von vielen Komponenten: Art des Tumors, Alter und Konstitution des Patienten und die weitere Therapie.

Milztumoren

40 Prozent der Tumoren im Bauchraum sind an der Milz zu finden. Meist handelt es sich um Hämangiosarkome, die aufgrund ihrer Lokalisierung in dem lymphatischen Organgewebe schnell wachsen und metastasieren. Damit gehören Milztumoren zu den häufigsten bösartigen Tumorerkrankungen des älteren Hundes. Dummerweise findet man sie meist erst im fortgeschrittenen Stadium, also zu spät. Manche Tiermediziner raten prophylaktisch zu einem jährlichen Bauchultraschall. Die aus einem unauffälligen Ergebnis gewonnene Sicherheit kann trügerisch sein - es gibt immer wieder Fälle, in denen nur wenige Wochen nach einer derartigen Sonografie

beim Hund ein Milztumor platzt. Wird ein Tumor aber rechtzeitig gefunden, kann die Entfernung der Milz dem Hund das Leben retten. Wie lange er dann von Folgetumoren verschont bleibt, ist sehr unterschiedlich.

Da maligne Milztumoren extrem schnell wachsen, ist bei Verdacht oder Diagnose „abwarten und beobachten" keine Option.

Tumoren der Maulhöhle

Die meisten Zubildungen im Maulbereich sind Epuliden, harmlose Zahnfleischgeschwulste. Unglücklicherweise bilden sich zwischen Lippen und Rachen auch weniger freundliche Neuerscheinungen. Schlechtes Fressen, blutiger Speichel und Abmagerung sind Alarmzeichen, die schnell zum Tierarzt führen sollten. Wird ein Tumor im Maul früh entdeckt, kann man mit einer chirurgischen Entfernung die Lebenserwartung und -qualität verbessern. Dabei stellt sich gelegentlich die Frage, wo die Grenze zwischen Tierliebe und Egoismus verläuft. Sollte man seinem Hund den halben Unterkiefer amputieren lassen, damit ihm noch einige Wochen unter Handfütterung und Zwangstränkung bleiben?

Lymphome

Eine deutliche Schwellung der äußeren Lymphknoten (besonders am Hals) ist manchmal der einzige Hinweis auf das lymphatische Sarkom. Dieses kann auch die weißen Blutkörperchen zerstören (Leukämie) oder das Knochenmark befallen, was Blutarmut und die Neigung zu Blutungen und zu Infektionen auslöst. Es gibt verschieden aggressive Formen dieser

Krebserkrankung, so dass die Prognose sehr unterschiedlich ausfallen kann. Lymphome sprechen gut auf Chemotherapie an, die für Hunde in der Regel gut verträglich ist. Eine parallele alternativ-medizinische Behandlung ist zu empfehlen.

Knochenkrebs

Vom Osteosarkom, vorwiegend an den Beinknochen zu finden, sind vor allem sehr große Hunderassen betroffen. Diese Tumorform ist in der Regel äußerst aggressiv und metastasiert leicht. Nur bei früher Diagnose und Amputation der betroffenen Gliedmaße gibt es Heilungsaussichten, die dann immer noch sehr gering sind. Man muss individuell entscheiden, ob ein derartiger Eingriff im Sinne des Tieres ist.

Therapie von Krebserkrankungen

Stahl – Strahl – Chemie: Das waren und sind die drei wichtigsten Säulen der schulmedizinischen Krebstherapie beim Menschen. Stahl steht für das Skalpell, den chirurgischen Eingriff. Chemie meint die medikamentöse Behandlung mittels Chemotherapeutika, die heute auch für Tiere zur Verfügung stehen. Und inzwischen gibt es auch erste Kleintierkliniken, die den Strahl anbieten, also die Bestrahlung von Tumoren.

Die vierte Säule ist die Regulationsmedizin. Hier geht es nicht – wie bei den anderen Ansätzen – darum, den Tumor von außen zu bekämpfen, koste es was es wolle. Stattdessen versucht man den Körper zu stärken, damit er selbst die entarteten Zellen kontrollieren kann.

Es ist nicht möglich zu sagen, was eine Krebserkrankung auslöst. Da spielen sehr, sehr viele Faktoren eine Rolle. Toxine in Futter und Umwelt, falsche Fütterung (das kann sowohl Über- als auch Unterversorgung bedeuten), Stress, genetische Veranlagung, belastende Medikamente… die Liste ist lang und unser Einfluss begrenzt. Um das Risiko einer Tumorbildung zu verringern, kann man nur sein Bestes geben – und das ist möglicherweise nicht gut genug. Das merke ich hier nur an, weil ich weiß, wie viele Hundebesitzer sich bei der Krebsdiagnose ihres haarigen Lieblings Vorwürfe machen, weil sie ihn vermeintlich nicht gut genug beschützt oder versorgt hätten.

Eine solche seelische Selbstzerfleischung hilft niemandem weiter – wohl aber eine gut durchdachte Behandlung. Die alternative Medizin bietet viele Möglichkeiten. Die meisten kann man komplementär einsetzen, also ergänzend zu schulmedizinischen Maßnahmen.

Homöopathie

Die Globuli „mit ohne" Wirkstoffe gaukeln dem Körper eine Erkrankung vor, woraufhin dieser seine Armeen in Position bringt. So können sich die Selbstheilungskräfte gezielt auf das ursächliche Problem konzentrieren. Es gibt einige Homöopathika, die einen allgemeinen Bezug zu Tumoren haben. Ein erfahrener Tierhomöopath wird mit seiner Anamnese das individuell am besten passende Mittel bestimmen.

Akupunktur

Krankheit entsteht, wenn der Energiefluss im Körper gestört ist. Durch die Reizung der seit Jahrtausenden bekannten Akupunkturpunkte werden Staus aufgelöst. Die Energie kann wieder dorthin fließen, wo sie gebraucht wird, und die Gesundheitsstörung beheben.

Organotherapie

Ziel der Anwendung von Organpräparaten ist die Regeneration von Organen oder Organfunktionen durch Anregung von Stoffwechselvorgängen im Zielorgan. Man liefert der kranken Zelle die Komponenten, die sie braucht, um sich zu reparieren und ihre Funktion wiederherzustellen. In der Krebstherapie stärkt man dabei gezielt die Organe, die die größte Rolle im Immunsystem spielen: Thymusdrüse, Milz und Darm.

Phytotherapie

Vor Etablierung der Schulmedizin war die Kräuterheilkunde nahezu die einzige Möglichkeit, Krankheiten zu behandeln. Viele Pflanzen enthalten pharmazeutisch wirksame Stoffe. In der Tumortherapie sind unter anderem Salbei (Salvia officinalis), Kurkuma und Katzenkralle (Uncaria tomentosa) bekannt. Darüber hinaus gibt es viele sekundäre Pflanzenstoffe, die normale Gemüse- oder Obstsorten zu Superfood mutieren lassen und denen eine krebsheilende Wirkung zugesprochen oder nachgewiesen wird.

Misteltherapie

Eine der am besten untersuchten Heilpflanzen ist die Mistel. Einige ihrer Inhaltsstoffe stimulieren das Immunsystem. Einen sicheren Beweis für ihre Wirksamkeit gegen Krebs gibt es nicht, wohl aber belegen viele Studien eine Verbesserung der Lebensqualität der Erkrankten.

Mykotherapie

Vitalpilze sind eine weitere Pflanzengattung, der eine große heilsame Wirkung nachgesagt wird. Die Pilzprodukte werden als Nahrungsergänzungsmittel angeboten, die Studienlage zu ihrer Heilwirkung ist noch dünn. Man weiß aber, dass die Pilz-extrakte vielversprechende sekundäre Pflanzenstoffe enthal-ten. Einige Vitalpilze gehören in Japan oder den USA bei be-stimmten Tumorarten schon heute zur Standard-Krebsthera-pie.

Enzymtherapie

Die existenzielle Rolle von Enzymen bei allen Stoffwechselvor-gängen macht sie auch für die Krebsbehandlung interessant. Sie sollen sogar in der Lage sein, die Tarnung der Krebszellen aufzudecken, so dass deren Erkennung und Eliminierung durch das Immunsystem erst möglich wird. Neben pflanzli-chen Enzymen (z.B. *Wobenzym*) finden auch solche mit tieri-schem Ursprung Verwendung (z.B. Spinnen- und Schlangen-giftenzyme, Firma *Horvi*).

Die Behandlung

Die Diagnose Krebs ist für jeden Hundehalter niederschmet-ternd. Sie macht Angst. Aus dieser Situation heraus greift er nach jedem noch so dünnen Strohhalm. Viele Hundebesitzer würden in dieser Situation spontan alles, wirklich alles tun, um ihren Liebling zu retten. Dennoch ist es wichtig, jetzt ruhig und überlegt zu handeln und nicht auf dubiose Empfehlungen für Zaubermittel oder auf (un-)mögliche Genesungsverspre-chen von Geistheilern zu bauen. Von beidem kursieren eine Menge.

Du musst dir bei vielen Krankheiten abschminken, dass es ein Wundermittel gibt – das gilt ganz besonders für maligne Tumorerkrankungen. Wenn du das akzeptierst, gibst du dein Tier nicht auf, sondern du stellst dich der Realität und kannst dich leichter auf den möglicherweise langen Weg machen – und der geht Schritt für Schritt:

Bau ein Team auf

Du brauchst einen erfahrenen Tierarzt, idealerweise einen Onkologen, also einen Facharzt für Krebs. Dazu benötigst du einen Alternativtherapeuten, der ergänzend zur schulmedizinischen Therapie, die sich *gegen* den Tumor richtet, etwas *für* den Körper macht – also das Immunsystem stärkt. Das geschieht ganzheitlich. Neben einer oder mehrerer der schon beschriebenen Behandlungsmöglichkeiten, deren Auswahl du mit deinem Therapeuten triffst, spielt die Ernährung eine große Rolle.

Optimiere die Ernährung

Die folgenden Ratschläge sind allgemeingültig für Krebspatienten, aber sie sind nicht dazu da, dass sie alle zusammen akribisch befolgt werden. Bei meinen Patienten passe ich das individuell an. Dabei ist die Art der Erkrankung und der Zustand des Tieres wichtig, und die Ernährung muss praktikabel sein. Was nützen die besten Rezepte, wenn der Patientenbesitzer sie nicht befolgt? Lieber mache ich Abstriche bei meinen Empfehlungen und freue mich, wenn ein alltagstauglicher Kompromiss umgesetzt wird.

o Tumoren gedeihen am besten bei kohlenhydratreicher Nahrung - das wird häufig behauptet, auch wenn die Studienlage dazu sehr konträr ist. Was den Hund angeht, soll das nicht das Problem sein. Er braucht kaum Kohlenhydrate – im Gegenteil, ein hoher Kohlendhydratanteil im Futter ist für ihn schwer zu verdauen. Daher verzichten wir auf

Getreide, die notwendigen Ballaststoffe findet Bello in Obst und Gemüse.

o Wichtig sind hochwertige, gut verdauliche Eiweiße. Diese finden wir in Fleisch und Fisch. Damit unser Hund genug Energie bekommt, darf beides gerne etwas fetter sein.

o Milchprodukte liefern weitere gut verwertbare Eiweiße. Quark, Joghurt oder Hüttenkäse sind erlaubt. Noch besser ist es, selbst angesetzten Kefir zu geben, dieser hat eine immununterstützende Wirkung.

o Die wichtigsten Proteinbausteine sind die Aminosäuren, insbesondere Arginin und Glutamin. Diese sind reichlich enthalten in rohem Rindfleisch, Wildfleisch, Geflügelfleisch, Fisch, Eigelb, Nüssen und Kürbiskernen.

o Der Gemüseanteil im Futter darf bunt sein: Kohlrabi, Karotten, weiße Rüben und viel grünes Blattgemüse (Mangold, Spinat, Salate, Petersilie, Kohlrabiblätter…) eignen sich entweder roh (gerieben oder püriert) oder blanchiert. Als Anti-Krebs-Superfood schlechthin gelten Brokkoli und Himbeeren. Auch andere Obstsorten sind zu empfehlen.

Gib sinnvolle Nahrungsergänzung

Für einen ausgewogenen Ernährungsplan solltest du einen Berater vom Fach engagieren. Der kann dir auch sagen, welche Komponenten aus der Nahrungsergänzung in den Plan passen. Die folgenden sind bei Tumorerkrankungen empfehlenswert:

o MSM (Methylsulfonylmethan): kann laut Studien das Wachstum von Tumoren verlangsamen, lindert Schmerzen und entgiftet
o Enzyme: Informationen siehe oben
o Omega Fettsäuren, am besten aus tierischer Quelle, also z.B. Lachsöl
o Mariendistel zur Unterstützung der Entgiftungsarbeit der Leber
o Propolis
o Selen
o Zink

Wichtig: Nicht mit verschiedenen Nahrungszusätzen gleichzeitig anfangen. Manche Hunde reagieren auf einzelne Mittel mit Durchfall. Deswegen nur alle paar Tage etwas Neues hinzugeben und so die Verträglichkeit testen.

Heilung?

Ein Hund, der von einem Krebsleiden augenscheinlich geheilt wurde, ob durch eine Operation oder welche Therapie auch immer, bleibt trotzdem ein Krebspatient. Man kann den oder die Knoten entfernen, nicht aber die Veranlagung, also die Disposition zum Krebs. Ich empfehle daher immer, solche Tiere dauerhaft in ihrer Immunabwehrkraft zu unterstützen. Das betrifft sowohl die Ernährung als auch geeignete Medikamente oder Nahrungsergänzungsmittel.

Geriatrische Erkrankungen des Bewegungsapparates

von Katja Wald

Mit fortschreitendem Alter sind unsere vierbeinigen Familienmitglieder irgendwann nicht mehr so gut zu Pfote. Da geht es ihnen nicht anders als uns Menschen. Irgendwann zwickt der Rücken oder die Hüfte und das Aufstehen fällt schwerer. Die Fortbewegung wird langsamer und weniger flüssig. Der Bewegungsdrang nimmt ab. Dir fällt auf, dass dein pelziger Freund sich nicht mehr so sehr für das Karnickel auf dem Feld interessiert, er schaut lieber in eine andere Richtung und tut so, als hätte er es nicht bemerkt. Vor dem Sprung ins Auto zögert er möglicherweise, und das Treppensteigen ist auch deutlich langsamer, als noch vor ein paar Jahren. Viele dieser Anzeichen sind auf natürliche Alterung zurückzuführen. Andere sind Hinweise auf Erkrankungen und Schmerzen des Bewegungsapparates. Oft beginnen diese Krankheiten schleichend und werden daher nicht als solche wahrgenommen.

Von meinen Patientenbesitzern höre ich häufig, dass ihnen das veränderte Gangbild ihres geliebten Hundes durchaus aufgefallen ist. Sie beteuern dennoch vehement, dass Emma oder Paul keine Schmerzen haben. Jeder Mediziner weiß: Eine Veränderung des Bewegungsablaufes hat körperliche Ursachen. Immer. Ich habe das ausführlich im Kapitel „Bedürfnisse" (ab Seite 45) beschrieben. Ein Schmerz erzeugt eine Schonhaltung, diese verursacht Verspannungen und damit an anderer Stelle Schmerzen, die für neue Verspannungen sorgen. Wenn nichts unternommen wird, gerät der arme Hund in einen „circulus vitiosus", einen Teufelskreis.

Ein regelmäßiger orthopädischer Alters-Check-Up beim Therapeuten deiner Wahl macht daher Sinn. Je früher eine degenerative, also verschleißbedingte Einschränkung erkannt wird, desto eher kann man das weitere Fortschreiten beeinflussen. Selbst wenn keine Heilung zu erwarten ist, lässt sich möglicherweise der Verlauf verlangsamen oder im günstigsten Fall stoppen.

Arthrose (Chronisch degenerative Gelenkerkrankung)

Vielleicht bemerkst du immer wieder mal, dass deine graue Schnauze nach längeren Ruhephasen Schwierigkeiten beim Aufstehen hat und die ersten Schritte langsam und steif wirken. Bei weiterer Bewegung und beim anschließenden Spaziergang läuft er dann wieder rund. Dies kann ein erstes Anzeichen für eine Arthrose sein. Der Anfangsschmerz ist hierfür typisch, ebenso das deutliche Einlaufen. Mit Beginn der Bewegung wird die Gelenkflüssigkeit (Synovia) zwischen den Knorpelflächen verteilt, das nimmt den Druck auf die Gelenkflächen und macht die Knorpeloberflächen geschmeidig – und damit auch die nachfolgende Bewegung. Sollte die Belastung dann allerdings zu viel oder unphysiologisch sein, werden die Schmerzen als Folge häufig größer.

Weitere Hinweise auf eine beginnende Arthrose können verminderte Spiel- und Lauffreude sowie weniger Spaß an der Bewegung sein. Mit Fortschreiten der Krankheit kann es durch den Gelenkverschleiß und muskuläre Verspannungen zum Dauerschmerz kommen.

Rund 20 Prozent unserer Hunde erkranken im Laufe ihres Lebens an Arthrosen. Diese sind schmerzhaft und gehen mit einer deutlichen Beeinträchtigung der Lebensqualität einher. Nicht nur die Fortbewegung, sondern auch natürliche Bewegungen wie das Kratzen oder Strecken sind dadurch eingeschränkt.

Arthrosen entstehen durch den Abbau von Gelenkknorpel. Die glatte Oberfläche des Knorpels ist für eine reibungslose Bewegung der Gelenkflächen verantwortlich. Erleidet die Knorpelfläche einen Schaden, führt dies zu einer Entzündung mit Flüssigkeitseinlagerung im Gelenk. Die Gelenkkapsel verdickt sich und es können Zubildungen am Knochen entstehen, die die Gelenkbeweglichkeit weiter beeinträchtigen. Ein geschädigter Gelenkknorpel kann sich nicht mehr regenerieren. Entstehen können solche Läsionen zum Beispiel durch ein akutes Trauma, Verschleiß, ungleichmäßige Belastungen bei Gelenkfehlstellungen, minderwertiges Futter, Übergewicht, dauerhafte Überlastungen oder genetische Disposition. Mit der gesteigerten Lebenserwartung unserer Hunde wächst logischerweise auch der Anteil der altersbedingten Funktionseinschränkungen der Gelenke.

Als Arthrose bezeichnet man somit degenerative, also durch Verschleiß bedingte Gelenkerkrankungen, die über den altersgemäßen Abbau der Gelenkknorpel hinausgehen.

Arthrosen sind nicht heilbar. Durch geeignete Therapien kann jedoch das weitere Voranschreiten der Erkrankung verzögert werden. Die Schmerzbehandlung darf hier nicht vernachlässigt werden. Eine konservative Therapie ist, solange diese greift, der Gabe von Schmerzmitteln vorzuziehen, welche bei Dauergabe Nieren, Leber, Magen und das Herz belasten können.

Aus dem Bereich der Naturheilkunde ist die Behandlung der betroffenen Gelenke mit Blutegeln eine vielversprechende Alternative. Im Speichel des Blutegels befinden sich zahlreiche heilende Substanzen, die entzündungshemmend, durchblutungsfördernd, antibiotisch und schmerzlindernd wirken. Zusammen mit der entstauenden und krampflösenden Wirkung und dem verbesserten Lymphfluss bringt dies vielen Hunden wochen- oder sogar monatelange Beschwerdefreiheit oder -linderung.

Längerfristige Verbesserung erzielt man häufig auch mit geeigneten homöopathischen Injektionen von *Heel* oder *vit-Organ*. Weitere Behandlungsmöglichkeiten sind Akupunktur, Low-Level-Laser-Therapie, Neuraltherapie sowie physiotherapeutische und osteopathische Behandlungen.

Je früher die alternativen Therapien begonnen werden, desto größer ist die Chance, den weiteren Krankheitsverlauf zu verlangsamen oder sogar zu stoppen. Der ganzheitlich geschulte Therapeut deines Vertrauens kann dir einen multimodalen Behandlungsplan erstellen, der optimal auf das Beschwerdebild deines Seniorhundes zugeschnitten ist.

Ein weiterer Ansatz zur Schmerzbekämpfung im Bewegungsapparat ist die Goldakupunktur. Hierzu ist die ganzheitliche Diagnostik eines erfahrenen Tierarztes erforderlich. Durch diesen minimalinvasiven Eingriff kann deinem vierbeinigen Familienmitglied möglicherweise zu jahrelanger Schmerzfreiheit verholfen werden.

Vielleicht hast du ja neben deinem Senior noch einen jungen Hund, und du machst dir jetzt schon Gedanken um sein hundegerechtes Altern. Zur Relevanz der gesunden Fütterung findest du Informationen im Kapitel über Ernährung

(Seite 153). Auch das Körpergewicht unserer vierbeinigen Begleiter spielt eine große Rolle für ihr langfristiges Wohlbefinden. Laut Aussage des Instituts für Tierernährung an der Uni Leipzig sind mittlerweile rund 40 Prozent der Hunde in Mitteleuropa übergewichtig. Fettleibigkeit hat bei Haustieren die gleichen Auswirkungen wie bei uns Menschen. Jedes Gramm zu viel muss durch Wirbelsäule und Gelenke getragen werden, was auf Dauer und bei weiterer Zunahme zu Überlastung und krankhaften Veränderungen führt.

Essenziell für die physische und psychische Gesunderhaltung ist natürlich die angepasste Bewegung und Beschäftigung. Ist dein Hund sportlich? Dann solltest du ihn bei altersbedingter nachlassender Fitness langsam auf neue Aufgaben vorbereiten. Grundsätzlich ist es wichtig, ihn vor der Arbeit gezielt aufzuwärmen. Dies gilt besonders für unphysiologische Belastungen wie „Bällchenwerfen". Aus dem Auto sofort dem Ball hinterherjagen ist ein absolutes No-Go. Beginne lieber mit einem entspannten Spaziergang an lockerer Leine und anschließendem Freilauf – Gas geben kann dein Liebling, sobald der Bewegungsapparat gut aufgewärmt und damit geschmeidig und widerstandsfähig ist.

Degenerative Erkrankungen der Wirbelsäule (Spondylose, Spondylarthrose)

Rückenschmerzen sind bei unseren älteren Vierbeinern relativ weit verbreitet. Dir fällt vielleicht gelegentlich auf, dass sich dein geliebter Vierbeiner steifer bewegt oder sehr langsam aufsteht oder hinsetzt. Auch degenerative Wirbelsäulenerkrankungen beginnen häufig schleichend, und die Anzeichen sind nicht immer offensichtlich und eindeutig zu erkennen.

Die flexiblen Strukturen, also die Bandscheiben und Bänder, verlieren im Laufe der Jahre an Elastizität. Der Körper reagiert darauf und versucht diese Bereiche durch knöcherne Zubildungen zwischen den einzelnen Wirbelkörpern zu stabilisieren. Die sogenannten Spondylophyten können so lang werden, dass sie die einzelnen Wirbelkörper durch eine verknöcherte Brücke verbinden. Diese Krankheit heißt Spondylose. Das Risiko von Bandscheibenvorfällen wird durch die Brückenbildung zwar geringer, leider wird die Wirbelsäule zunehmend steifer. Die Spondylophyten können so groß werden, dass sie auf Nerven drücken und dadurch Schmerzen bis hin zu Lähmungen hervorrufen.

Daneben gibt es die Spondylarthrose, also arthrotische Veränderungen der Wirbelgelenke. Eine Differenzierung der beiden Leiden ist nur durch Röntgendiagnostik, Magnetresonanztomographie (MRT) oder Computertomographie (CT) möglich. Für deinen Senior ist das Ergebnis identisch: Er hat Rückenschmerzen.

Schulmedizinisch werden die durch degenerative Wirbelsäulenerkrankungen verursachten Schmerzen durch Analgetika (Schmerzmittel) unterdrückt. Sowohl der Tierheilpraktiker als auch der Physiotherapeut hat viele Möglichkeiten, die Beschwerden zu lindern. Akupunktur, Lasertherapie, Neuraltherapie, Blutegeltherapie sowie muskelentspannende Massagen und manuelle Therapien sind nur einige der Möglichkeiten, die in der Naturheilkunde zur Verfügung stehen.

Bandscheibenvorfall (Diskusprotrusion, Diskusprolaps)

Bandscheibenprobleme treten vermehrt bei Hunden mit langem Rücken auf, daher wird der Bandscheibenvorfall beim

Hund im Volksmund auch Dackellähme genannt. Die Erkrankung kann aber Hunde jeder Rasse treffen und ist immer ernst zu nehmen.

Als Bandscheiben werden die flexiblen, faserknorpligen, gelgefüllten Kissen oder Puffer bezeichnet, die zwischen den einzelnen Wirbelkörpern liegen. Ihre Funktion ist die Stoßdämpfung zwischen den Wirbeln. Bei einem unvollständigen Bandscheibenvorfall (Diskusprotrusion) wölbt sich die Bandscheibe vor und drückt auf die Nervenwurzeln des Rückenmarks. Beim vollständigen Vorfall (Diskusprolaps) reißt der faserknorpelige Außenring der Bandscheibe, die gallertartige Flüssigkeit quillt in den Rückenmarkskanal und drückt auf die umliegenden Nerven. Dies führt zu mehr oder weniger starken Schmerzen, häufig begleitet von Koordinationsstörungen bis hin zur vollständigen Lähmung. Gründe für die Entstehung von Bandscheibenvorwölbungen oder -vorfällen sind Überlastung, Übergewicht und degenerative Veränderungen durch altersbedingten Verschleiß.

Bandscheibenerkrankungen sind immer behandlungsbedürftig. Der Tierarzt verordnet bei einer reinen Schmerzsymptomatik mit leichten Koordinationsstörungen schmerzstillende und entzündungshemmende Medikamente und Ruhe. In schwereren Fällen, wenn sich deutliche Lähmungen zeigen, wird zur Operation geraten.

Naturheilkundlich werden die Beschwerden mit Blutegeltherapie, Low-Level-Lasertherapie und Akupunktur häufig sehr erfolgreich gelindert. Die Verspannungen löst der Physiotherapeut mit geeigneten Massagetechniken.

Cauda Equina Kompressionssyndrom (CES)

Gelegentlich bemerkst du vielleicht ein Schleifen der hinteren Zehen bei deinem grauschnäuzigen Senior. Im weiteren Verlauf fallen dir langsameres Aufstehen sowie Spring- und Laufunlust auf, vielleicht auch häufiges Benagen der Rute oder auffälliges Lecken am Hinterteil. Diese Anzeichen werden von vielen Frauchen und Herrchen leider häufig als altersbedingte Einschränkungen bewertet, können aber Zeichen für eine beginnende Cauda Equina-Erkrankung sein.

Beim sogenannten Cauda Equina-Kompressionssyndrom (CES) handelt es sich um eine degenerative, also durch Verschleiß verursachte Erkrankung im unteren Wirbelsäulenabschnitt. Der Begriff Cauda Equina kommt aus dem Lateinischen und bedeutet Pferdeschwanz. Die Rückenmarksnerven verlassen die Wirbelsäule im hinteren Lendenwirbelbereich und erinnern in ihrer Form an einen Pferdeschweif. Eine Stenose, also eine Verengung der Nervenaustrittsstellen, führt zu einer Kompression der Nervenwurzeln. Das Fortschreiten dieser Erkrankung zieht sich meist über einen längeren Zeitraum hin, und dementsprechend langsam verstärken sich die Symptome. Unbehandelt kann der zunehmende Druck auf die Nerven zu Lähmungserscheinungen der Hinterbeine führen. Im späteren Stadium sind auch Urin- und Kotverlust keine Seltenheit.

Die Diagnose stützt sich auf eine neurologische Untersuchung und bildgebende Verfahren. Röntgenbilder stellen die Verengungen der Nervenaustrittslöcher meist nicht einwandfrei dar, weswegen weitere Untersuchungen wie Computer- oder Magnetresonanztomographie notwendig sind. Dazu ist allerdings eine Narkose zur Ruhigstellung deines vierbeinigen Seniors erforderlich. Je nach Alter und körperlicher Verfassung muss man hier abwägen, ob diese Belastung für den Organismus noch vertretbar ist.

Solange keine deutlichen Lähmungserscheinungen auftreten, ist die Prognose in den meisten Fällen gut. Bei reiner Schmerzsymptomatik hat eine konservative Therapie mit strenger Ruhigstellung und entzündungshemmenden Medikamenten häufig Erfolg. Blutegeltherapie, Akupunktur sowie Neuraltherapie als naturheilkundliche Methoden sind ebenfalls vielversprechende Behandlungsmöglichkeiten bei einer CES.

In schweren Fällen kann ein chirurgischer Eingriff erforderlich werden, um die Nervenaustrittslöcher zu vergrößern und somit den Druck von den Nervenfasern zu nehmen. Die Prognose hängt vom Umfang der bestehenden Kompression sowie den Fähigkeiten des Chirurgen ab.

Nahrungsergänzung: Power-Pulver für die Gelenke

Bei den anderen geriatrischen Erkrankungen (ab Seite 77) hat Annette immer direkt angegeben, welche Nahrungsergänzung oder Medikamente hilfreich sein können. Die Tipps für die Krankheiten des Bewegungsapparates kommen hier. Gerade für diesen Komplex ist der Markt voll von Nahrungsergänzungsprodukten. Leider gibt es kein Allheilmittel. Oft musst du verschiedene Produkte oder Wirkstoffkombinationen ausprobieren, bis du bei deinem schmerzgeplagten Senior eine Verbesserung feststellst. Auch müssen viele Nahrungsergänzungsmittel über einen längeren Zeitraum gefüttert werden, bevor sich die positiven Wirkungen entfalten.

Um Arthrosebeschwerden zu lindern, müssen wir zuerst die Entzündung im betroffenen Gelenk in den Griff bekommen. Jeder Entzündungsschub ist schmerzhaft und zerstört den Gelenkknorpel weiter. Das wiederum führt zu einem schnelleren Fortschreiten der Erkrankung. Durch eine geeignete Kombination von Nahrungsergänzungsmitteln und alternativen Therapien kann das Voranschreiten der Erkrankung verzögert oder im Idealfall sogar gestoppt werden.

Der Effekt kann subtil sein - viele Patientenbesitzer berichten, dass Pulver und Tropfen nichts bringen, bemerken aber nach dem Absetzen eine deutliche Verschlechterung. Also nicht gleich aufgeben, wenn eine Kur nicht sofort den durchschlagenden Erfolg zeigt.

Chondroprotektiva

Knorpelschutzstoffe oder Chondroprotektiva sind unverzichtbare Bestandteile des Gelenkknorpels. Der Knorpel wird mit der Zeit dünner und unflexibler und benötigt deswegen Pflege und Unterstützung. Die gute Nachricht: Man kann Chondroprotektiva, sogenannte Glykosaminoglykane (GAGs), zufüttern und so die Gelenkgesundheit unterstützen.

Die wichtigsten GAGs sind Glucosamin und Chondroitinsulfat. Beides sind natürliche Bausteine, deren Hauptaufgaben Aufbau und Erhalt von Gewebsstrukturen des Bewegungsapparates sind. Bindegewebe, Knorpel, Bänder, Knochen, Sehnen und Gelenkflüssigkeit sind auf eine ausreichende Versorgung mit diesen Substanzen angewiesen. Normalerweise stellt der Körper sie ausreichend her, allerdings ist der Bedarf bei geschädigten Gelenken höher, um die Reparaturfunktion zu erfüllen. Außerdem nimmt die körpereigene Produktion der GAGs mit dem Alter ab.

Glucosamin und Chondroitinsulfat können wie ein Schwamm Feuchtigkeit binden und sorgen so für die nötige Elastizität der Knorpel. In Kombination verabreicht, können sie sogar Entzündungsreaktionen hemmen und damit einer weiteren Knorpelzerstörung vorbeugen.

Ich empfehle grundsätzlich, Hunde mit einer Disposition zu Arthrosen schon früh mit GAGs zu versorgen. Das betrifft insbesondere krummbeinige Rassen, die zu Gelenkfehlstellungen neigen, sowie alle großen, schweren Rassen. Auch bei bereits an Arthrosen erkrankten Tieren kann die Gabe der Knorpelschutzstoffe Erleichterung bringen und den Bedarf an Schmerz- und Entzündungshemmern verringern. Zudem können GAGs die Funktion und Geschmeidigkeit von Bändern und Bandscheiben unterstützen. Hunde in fortgeschrittenem Alter - je nach Größe ab 6 bis 10 Jahren - sollten immer mit Fokus auf die Gelenkgesundheit ernährt werden und entsprechende Nahrungsergänzung erhalten.

Zu den viel empfohlenen Chondroprotektiva gehört neben Glucosamin und Chondroitinsulfat auch Grünlippmuschelextrakt, das neben einem hohen Anteil an Glycosaminoglykanen wichtige Omega-3-Fettsäuren, Mineralien, Spurenelemente und Antioxidantien enthält. Bisher ist nicht vollständig geklärt, warum genau Grünlippmuschelextrakt entzündungshemmend wirkt. Das Pulver sollte nicht entfettet sein und einen GAG-Anteil von mindestens zwei Prozent haben. Positive Effekte werden bei gering- bis mittelgradiger Arthrose beobachtet. Wichtig ist, dass eine Wirkung erst bei einer Anwendungsdauer von mehr als zwei Monaten zu beobachten ist.

Methylsulfonylmethan (MSM, organischer Schwefel)

Lass dich nicht von diesem nach Chemie klingenden, komplizierten Namen verwirren. Methylsulfonylmethan (MSM) ist ein essentieller Bestandteil des Körpers und für den Aufbau von Knorpel, Gelenkflüssigkeit, Sehnen und Bändern erforderlich. Der Organische Schwefel spielt eine große Rolle für viele Stoffwechselprozesse im Hundekörper, zahlreiche Studien belegen eine positive Wirkung von MSM auf arthrotische Gelenke.

Kollagenhydrolysat (Kollagen)

Kollagen ist das wichtigste Protein und in Haut, Bindegewebe, Gelenken, Sehnen, Bändern und Knorpel enthalten. Es schützt den Gelenkknorpel deines Hundes vor Abnutzung. Der Abbau dieses Proteins gehört zum natürlichen Alterungsprozess. Im Alter verringert sich auch die Fähigkeit des Körpers, Kollagen zu bilden, wodurch die Anfälligkeit für Verletzungen und Gelenkbeschwerden steigt. Kollagenhydrolysat kann aber gut substituiert werden - je früher du also anfängst, dieses weiße, geschmacksneutrale Pulver ins Futter deines Lieblings zu mischen, desto besser.

Hagebuttenpulver (Vitamin C)

Der hohe Anteil an Vitamin C im Hagebuttenpulver unterstützt das Immunsystem deines Seniors. Dieser und andere Bestandteile der Hagebutte hemmen nachweislich Entzündungen in den Gelenken und verhindern das Eindringen von weißen Blutkörperchen in geschädigte Bereiche. Abbauprozesse werden dadurch reduziert und der Gelenkknorpel geschützt. Die Bioverfügbarkeit von Kollagen wird durch die Zugabe von

Vitamin C erheblich verbessert, daher empfiehlt sich Kollagenhydrolysat im Verhältnis von 2:1 mit Hagebuttenpulver zu mischen.

Vitamin B-Komplex

Vitamin B1 spielt eine wichtige Rolle bei der Energieversorgung der Nervenzellen. Vitamin B6 und B12 sind an der Produktion schmerzhemmender Substanzen beteiligt. Die Regeneration der Nervenzellen und die Verbesserung des Zellstoffwechsels kann durch Vitamin B unterstützt werden. Bei Alterskrankheiten wie Spondylose, Koordinationsschwäche oder Lähmungserscheinungen darfst du deinen grauschnäuzigen Begleiter großzügig mit einem Vitamin B-Komplex versorgen.

Teufelskralle

Auch die Teufelskralle hat eine entzündungshemmende, abschwellende und leicht schmerzreduzierende Wirkung. Falls dein Senior von Arthrose und schmerzenden Gelenken geplagt wird, kann die kurweise Gabe von Teufelskralle-Pulver unterstützend wirken und die Zellversorgung in den Gelenken fördern. Bitte nach 2-monatiger Zufütterung immer eine längere Pause einlegen, da das Pulver sonst Magen-Darm Probleme verursachen kann.

Weidenrinde

Die Wirkung der Weidenrinde beruht darauf, dass das enthaltene Salicin im Hundekörper die Bildung von Schmerzbotenstoffen hemmt. Durch die Gabe von Weidenrinde wird die Durchblutung der Kapillargefäße verbessert, so dass entzündungshemmende und schmerzregulierende Stoffe besser an die geschädigten Knorpel transportiert werden. Gleichzeitig verbessert sich der Abtransport der Stoffwechselprodukte.

Weihrauch

Das aus dem Stamm des Weihrauchbaumes (Boswellia serrata) gewonnene Harz enthält entzündungshemmende Substanzen. In einer Schweizer Studie von 2004 bekamen Hunde mit Wirbelsäulen- und Gelenkproblemen einmal täglich Weihrauch zugefüttert. Bereits nach zwei Wochen zeigten 71 Prozent der Hunde deutlich weniger Probleme beim Aufstehen. Weihrauch soll schon die Entstehung von chronischen Schmerzen stoppen können und damit Kortison ersetzen. Leider ist es bei Dauergabe häufig unverträglich. Daher macht es Sinn, bei schon länger bestehenden chronischen Zuständen die besser verträglichere Weidenrinde in Kombination mit anderen Nahrungsergänzungsmitteln und Ölen zu füttern und erst auf Weihrauchpräparate auszuweichen, wenn alle anderen Möglichkeiten ausgeschöpft sind.

Kombi oder selber mischen?

Grundsätzlich empfehle ich, Nahrungsergänzungsmittel als Einzelpräparate anzuwenden. Häufig finden sich in Kombiprodukten viele Füll- und wenig Wirkstoffe. Ein kritischer Blick auf die Packungsrückseite kann Klarheit verschaffen. Sollten Reismehl, Hefe oder Kartoffelflocken deklariert sein, handelt es sich um reine Füllstoffe. Je mehr davon enthalten sind, desto niedriger ist vermutlich der Anteil an sinnvollen Bestandteilen. Wohlschmeckende Presslinge lassen sich zwar einfacher füttern, jedoch sind auch hier in der Regel mehr Füll- und Klebstoffe enthalten.

„Der Seniorenteller" — Die Ernährung des alten Hundes

von Annette Dragun

Wenn es nur darum ginge, den alten Hund satt zu bekommen, stünde hier das kürzeste Kapitel des Buches. Aber wir haben natürlich deutliche höhere Ansprüche. Erstens sollen die Grauschnauzen ihrem Alter angepasst gesund ernährt werden. Und zweitens sollen die Informationen in diesem Werk ja auch zur Vorbeugung vor Alterserkrankungen verhelfen. Und auch dazu eignet sich besonders die Ernährung.

„Geiz ist geil", tönte es jahrelang aus TV und Radio. Die Spots bezogen sich zwar auf Elektronik, aber sie charakterisierten den deutschen Verbraucher branchenübergreifend. Er genießt Rabattschlachten und die Preiskämpfe der Discounter, derentwegen man das Frühstücksei einen Cent günstiger bekommt. Und auch die Nahrung für das liebe Haustier darf bitte nicht zu viel kosten. Wenn man den Versprechungen auf den Futterverpackungen glaubt, ist es ja auch gar nicht nötig, viel Geld auszugeben. Vorne drauf steht ja schon bei den günstigsten Sorten, wie schmackhaft und gesund der Inhalt ist. Dazu belegen Statistiken, dass die durchschnittliche Lebenserwartung der Haustiere in den letzten fünf oder sechs Jahrzehnten stark angestiegen ist – also eigentlich, seit sich die Ernährung der Vierbeiner mit Fertigfutter aus Sack und Dose etabliert hat. Wozu also viel Geld und Mühe investieren?

Was besagte Statistiken nicht belegen, ist die Zunahme der Alterserkrankungen unserer Vierbeiner. Manche Tiermediziner sprechen – wie beim Menschen – schon von Zivilisations-krankheiten. Dass selbige bei uns Zweibeinern sehr viel mit Bewegung (zu wenig) und Ernährung (zu viel, zu fett und falsch) zu tun haben, liest du hier sicher nicht zum ersten Mal. Es sollte niemanden überraschen, dass hinter den Erkrankungen der Hunde ganz ähnliche Ursachen stecken.

In der Hoffnung, dass viele Menschen dieses Buch hier lesen, bevor ihr Hund alt und grau und möglicherweise krank ist, führe ich also jetzt etwas weiter aus, was Katja und ich in Zusammenhang mit den verschiedenen geriatrischen Erkrankungen schon kurz und nebenbei erwähnten: Mit der richtigen Fütterung vergrößerst du die Chancen, dass dein Hund nicht nur alt, sondern sogar gesund alt wird. Anders gesagt: Schon Hänschens Napfinhalt ist essentiell wichtig für die Gesundheit und dafür, dass es Hans im Alter lange gut geht.

Richtige Fütterung – was ist das?

Angenommen, dein Kinderarzt sagt dir, dass du deinem Nachwuchs ab sofort keine frischen Lebensmittel mehr geben solltest. Er erklärt, dass deine Steppkes mit Pellets aus einem pürierten, hocherhitzten, gepressten und schließlich getrockneten und in Stücke geformten Brei aus Nahrungsmitteln nicht identifizierbarer Herkunft gesund ernährt sind. Glaubst du ihm?

Vermutlich nicht. Die Vorstellung ist ja auch zu absurd (wobei manche als Cerealien bezeichnete Produkte sowohl im Aussehen als auch hinsichtlich der Inhaltsstoffe nicht weit entfernt von den Bröckchen für Haustiere sind). Dennoch glauben ganz viele Hundehalter fest daran, dass ihr Hund nur mit Trockenfutter gesund ernährt werden kann. Ich erlebe häufig, dass sich Patientenbesitzer auf die Frage nach der Fütterung entschuldigen: „Er verträgt kein Trockenfutter". Sonst würden sie es ganz sicher geben, es sei schließlich die beste Nahrung für den Hund, sagen alle.

Schauen wir mal auf den Futtersack. Auf der Vorderseite findet sich viel Bild und wenig Text. Aber vielversprechender Text. Deutlicher: viel versprechender Text. Die Werbeslogans auf den Verpackungen sind ausnahmslos positiv, wecken Verlangen und geben dem Verbraucher ein gutes Gefühl. Dieses verlässt den Käufer (hoffentlich), wenn er die Deklaration der Inhaltsstoffe auf der Rückseite studiert. Denn was vorne steht, ist keine Information, sondern Werbung.

Es gibt zwei grundsätzliche Probleme beim industriellen Hundefutter: In vielen Sorten sind die Inhaltsstoffe minderwertiger Qualität. Zudem ist – vor allem in Trockenfuttern – der Kohlenhydratanteil viel zu hoch. Der Trend zur getreidefreien Ernährung hat zwar eine große Auswahl von Fertigfuttersorten ohne Weizen, Reis, Mais oder Hafer hervorgebracht – dennoch enthalten Trockenfutter weiterhin zu viele Kohlenhydrate. Der Grund dafür leuchtet ein: Ohne den Zusatz von stärkehaltigen Lebensmitteln würde man keine stabilen Pellets formen können.

Auch beim Barfen, der Biologisch Artgerechten Roh-Fütterung, verzichtet man nicht komplett auf Kohlenhydrate. Allerdings ist die Stärke aus Obst und Gemüse, das zu 20 bis 30 Prozent zur BARF-Ernährung gehört, nur Beigabe zu den Faser- oder Ballaststoffen, die der Hund für seine Darmgesundheit braucht.

„Ist denn die Stärke so schlimm?", fragt sich jetzt sicher der eine oder andere. Wie bei allem in unserer Umwelt, macht die Dosis das Gift. Der Verdauungsapparat des Caniden ist rein

155

anatomisch nicht darauf ausgelegt, Mengen von Kohlenhydraten so aufzuschließen, dass der Körper daraus Nährstoffe gewinnen kann. Das beginnt beim Hundegebiss, mit dem keine Körner gemahlen werden können. Die Nahrung wird auch viel weniger mit Speichel versetzt, als es bei Pflanzenfressern der Fall ist. Der Speichel hat aber schon eine wichtige vorverdauende Wirkung. Im Hundemagen dann finden wir viel Magensäure mit einem extrem niedrigen PH-Wert – ausgerichtet auf die Fleischverdauung. Der relativ kurze Dünndarm ist darauf spezialisiert, tierische Eiweiße zu spalten und die gewonnenen Aminosäuren ins Körperinnere zu schleusen. Die pflanzlichen Faserstoffe sorgen im Dickdarm für Peristaltik, also die Muskelkontraktionen für den Weitertransport des Darminhalts, und für eine gesunde Kotbildung.

Ja, der Hund kann Kohlenhydrate verdauen. Aber den weitaus wichtigeren Anteil an seiner Ernährung liefern aus Gründen der Bioverfügbarkeit die tierischen Proteine. Wenn eine Futterration zu 50 und mehr Prozent aus ernährungsphysiologisch unwichtigen pflanzlichen Bestandteilen besteht, bleibt für essentielle Futterkomponenten zu wenig Platz im Napf. Dazu kommt, dass Antinährstoffe, wie die im Getreide enthaltene Phytinsäure, die Aufnahme verschiedener Mineralien hemmen, und die in vielen Fertigfuttern als billiger Füll- und Klebstoff enthaltene Zellulose vermindert die Bioverfügbarkeit anderer Nährstoffe. Das erfordert wieder eine höhere Ergänzung mit Mineralien, Spurenelementen und Vitaminen. Warum nicht gleich ein Futter reichen, das die notwendigen Inhaltsstoffe in resorbierbarer Form mitbringt?

Wer sich mit seiner eigenen Ernährung beschäftigt, dem erschließt sich bald, dass naturnahe Lebensmittel den besten

Nährwert haben. Also die Kartoffel, nicht die TK-Pommes. Frisches Gemüse anstatt solches aus Gläsern, Dosen oder Tüten. Und selbstgekochte Mahlzeiten haben den großen Vorteil, dass man weiß, was drin ist (wenn man nicht irgendwelche Fix-Pulver hineinrührt).

Beim Hund ist das nicht anders. Je mehr ein Lebensmittel verarbeitet und somit verfremdet wird, desto schwieriger wird es mit der Verfügbarkeit der Nährstoffe. Natürlich gibt es Pflanzen, etwa Kartoffeln oder Bohnen, die roh nicht genießbar sind und erst durch Kochen zu Nahrungsmitteln werden. Aber viele Nährmittel enthalten im frischen Zustand die meisten Nährstoffe.

Trockenfutter ist extrem stark verarbeitet. Zum Teil sind die Inhaltsstoffe für den Körper nicht mehr als Lebensmittel identifizierbar, was ein Grund für die Zunahme der Futtermittelallergien und -unverträglichkeiten ist. Und ohne die Anreicherung mit ernährungsphysiologischen Zusatzstoffen wie Vitaminen, Mineralien und Spurenelementen müsste man die Brocken aus der Tüte eher als Füllstoff denn als Futter bezeichnen.

Etwas besser sieht die Bilanz von Dosenfutter aus. Wobei auch hier alles von minderwertiger bis sehr guter Qualität zu kriegen ist. Woran erkennt man ein akzeptables Produkt? Einen ersten Eindruck bekommst du schon – wie bei Trockenfutter auch – wenn der Hersteller sich eine offene Deklaration zutraut. In dieser sind die Ingredienzien detailliert aufgeführt, da steht dann zum Beispiel: „41 % Rinder-Muskelfleisch, 20 % Süßkartoffeln, 12 % Entenfleisch, 8 % Karotten, 5 % Apfel…" Bei dieser Aufstellung weißt du ziemlich genau, was im Magen deines Vierbeiners landet.

Es gibt aber auch Inhaltsangaben, die mehr verschleiern, als sie aufdecken. Die lesen sich dann in etwa so: „Fleisch und tierische Nebenerzeugnisse, Getreide und pflanzliche Nebenerzeugnisse, Öle und Fette". Hier darf man annehmen, dass der Doseninhalt aus Abfällen besteht. Welche Tierarten für das Fleisch verarbeitet wurden ist unklar, und auch, um welche Teile es sich handelt. Am wahrscheinlichsten sind Billigprodukte wie Lunge oder gleich Tiermehle. „Tierische Nebenerzeugnisse" bestehen zu großen Teilen aus Schlachtereiabfällen wie Federn, Füßen, Knorpel und ähnlichem mehr. Bei „Getreide und pflanzliche Nebenerzeugnisse" sind ebenfalls minderwertige, zusammengefegte Reste aus anderen Verarbeitungsbetrieben zu vermuten. Auch um welche Öle es sich handelt, bleibt im Dunkeln. Ein raffiniertes Sonnenblumenöl zum Beispiel ist für den Hund ziemlich wertlos.

Möchtest du, dass dein Hund als Müllschlucker dient? Und dafür, dass du die Abfälle entsorgst, auch noch Geld bezahlen? Das Futter aus der Dose mit der offenen Deklaration wird von den beiden Beispielen sicher das teurere sein. Aber du weißt, was dein Hund frisst, und du kannst selbst überprüfen, ob diese Nahrung seine Bedürfnisse stillt.

Die größte Transparenz gewinnst du mit selbst zusammengestellten Mahlzeiten, ob nun roh oder gekocht verabreicht. Solange du dich aber selbst nicht eingehend mit der Materie beschäftigt hast, solltest du dir von einem Futterberater die Rationen berechnen lassen.

Tatsächlich kannst du mit der Fütterung die Gesundheit deines Vierbeiners besser schützen als mit jeder Pille. Es gibt eine Reihe von Punkten, auf die man im Alltag als normaler Hundehalter nicht immer achtet. Spätestens mit Beginn seines letzten Lebensdrittels aber treten diese Themen in den

Vordergrund – insbesondere, wenn die ersten altersbedingten Wehwehchen auftreten. Die Wurzeln für diese werden schon viel früher angelegt.

Gesunde Ernährung ist die beste Vorsorge gegen Altersbeschwerden. Worauf solltest du achten?

Das Gewicht halten

Es ist unumstritten, dass mehr als jeder dritte deutsche Hund an Übergewicht leidet. Viele der dadurch verursachten oder unterstützten Erkrankungen haben wir hier schon vorgestellt. Den Hund schlank zu halten, bedeutet aktive Gesundheitsvorsorge.

Beim alten Tier wird das besonders wichtig. Schon beim Energiegehalt des Futters hat ein Senior andere Ansprüche, als der junge oder mittelalte Hund. Die meisten alternden Vierbeiner sind weniger agil und verbrauchen weniger Kalorien, weil sie sich weniger bewegen. Bei diesen Grauschnauzen muss die Futtermenge verringert werden, damit sie nicht aus der Form gehen, also zu dick werden. Regelmäßiges Wiegen ist übrigens die beste Gewichtskontrolle. Wenn dabei eine Zunahme festgestellt wird, sollte man die Futterration um 15 bis 20 Prozent verringern (Erkrankungen wie eine Schilddrüsenunterfunktion sollten natürlich ausgeschlossen sein).

Es gibt auch das Gegenteil. Manche Hundesenioren können die Nährstoffe nicht mehr so gut verwerten und nehmen ab, obwohl sie weiterhin die gleiche Menge fressen. Hier sollte die Ration vergrößert werden. Naddel muss ich phasenweise sogar eine zusätzliche Mittagsmahlzeit servieren, damit sie nicht vom Fleisch fällt.

Das Immunsystem stärken

Im späten Lebensabschnitt steigt der Bedarf an vielen Nährstoffen. Das betrifft Vitamine ebenso wie Mineralien. Gerade wenn die Oldies weniger Kalorien zu sich nehmen, muss der Anteil der Mikronährstoffe am Futter höher sein.

Zum Schutz der körpereigenen Abwehrkräfte ist beim Seniorfutter auf den Gehalt der Vitamine B, Folsäure, C, D und E zu achten. Auch Zink, Selen und Jod sowie Omega-3-Fettsäuren und Antioxidantien unterstützen das Immunsystem, wirken entzündungshemmend und stabilisieren die Zellwände. Neben der besseren Immunabwehr vermutet man gerade bei der Versorgung mit Antioxidantien auch eine neuroprotektive Wirkung und damit eine Vorbeugung vor dem demenziellen Syndrom.

Auf den Verpackungen von Fertigfutter ist ja immer eine lange Liste mit Vitaminen und Mineralien zu finden. Hierbei handelt es sich übrigens um reine Supplemente. Das heißt, alles was in dieser Auflistung zu finden ist, wurde dem Futter zugefügt. Es sind keine Angaben zu finden über die Mengen der Mikronährstoffe, die bereits im Futter vorhanden waren. Bei stark verarbeiteten Lebensmitteln ist da auch eher wenig zu vermuten.

Anhand der Deklaration der Supplemente kann der Verbraucher wenigstens einen Vergleich zwischen dem normalen und dem Senior-Hundefutter anstellen. Schwieriger ist das, wenn man die Nahrung selbst zubereitet. Zu wenig Nährstoffe kann sehr nachteilig sein – eine Überversorgung allerdings auch. Um dem vorzubeugen, sollte man sich beraten lassen.

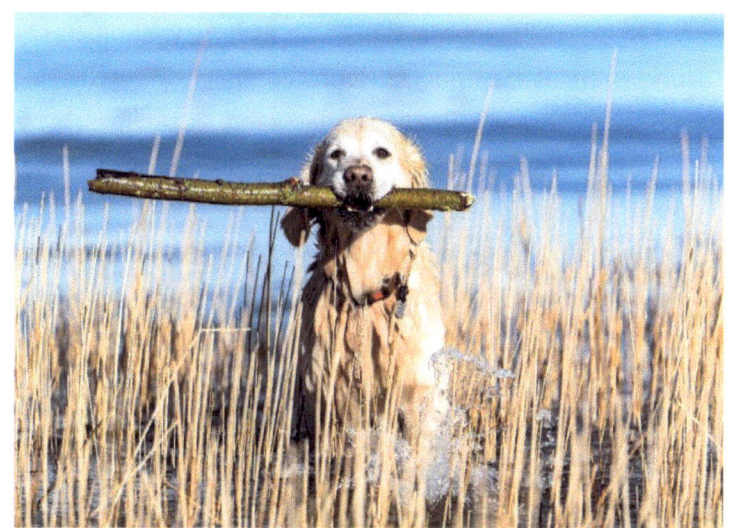

Die richtige Ernährung trägt dazu bei, dass der Hundeoldie vor Lebensfreude sprüht (Foto: Will)

Die Organe schonen

Früher oder später nimmt bei vielen Oldies die Organleistung ab. Deswegen möchte man Leber und Niere entlasten. Sie sind die wichtigsten Entgiftungsorgane – versagen sie, reichern sich Giftstoffe im Körper an.

Im Buchteil über die Geriatrischen Erkrankungen (Seite 77) habe ich ausführlich die Aufgaben der Nieren und der Leber beschrieben. Sie haben viel mit der Eiweißverdauung zu tun und mit der Entsorgung von Stoffwechselendprodukten. Wird dauerhaft ein zu hoher Proteinanteil gefüttert, kann das die alten Organe schon mal überlasten. Daher sollte man den Eiweißgehalt des Futters gut unter Kontrolle halten. Viele Fertigfutter und auch Barf-Pläne enthalten einen für Senioren zu hohen Proteingehalt. Gleichzeitig darf keinesfalls eine Unterversorgung entstehen, was einen Muskelabbau verursachen könnte.

Neben der Menge ist die Art der Eiweiße wichtig. Der alte Hund braucht besonders leicht verdauliche Proteine, und zwar aus tierischen Quellen – das kann Muskelfleisch sein, aber auch Milchprodukte oder Eier. Ebenfalls mit Rücksicht auf die Nieren sollte der Phosphor-Gehalt des Futters verringert werden. Sehr wichtig ist das Verhältnis von Calcium zu Phosphor, da sich beide Mineralien gegenseitig kontrollieren, sowie eine angemessene Versorgung mit Vitamin D, welches wichtig für die Regulierung beider Mineralstoffe ist.

Alle Organe unterliegen einem Alterungsprozess und brauchen Pflege. Deswegen empfehle ich regelmäßige Kräuterkuren für die Leber- und Nierenunterstützung. Im Frühjahr eignen sich dazu frische junge Wildkräuter wie Löwenzahn, junge Brennnessel, Ackerschachtelhalm oder Birkenblätter. In der dunklen Jahreszeit kann man auf Nieren- oder Fasten-Teesorten ausweichen.

Die Leistungsfähigkeit der Entgiftungsorgane schützt auch das Herz. Zusätzlich ist auf den Natrium-Gehalt des Futters zu achten – zu viel Kochsalz kann für Hunde mit Herz-Kreislauf-Erkrankungen problematisch sein.

Die Gelenke schmieren

Im Kapitel über die Erkrankungen des Bewegungsapparates hat Katja schon die wichtigsten Nahrungsergänzungsmittel vorgestellt, die für die Geschmeidigkeit der Gelenkknorpel sorgen (Seite 146). Hunden mit Gelenkfehlstellungen und großen Rassen empfehle ich schon in jungen Jahren die Zugabe von GAG (Glykosaminoglykane). Zusammen mit dem individuell angepassten Fitnessprogramm halten sie den Hund lange in Bewegung.

Die Verdauung anregen

Früher flutschte es prima – heute hat der alte Hund Probleme, den zu harten Kot loszuwerden? Auch der Darm ermüdet mit den Jahren, weswegen der Ballaststoffanteil im Futter gerne etwas höher ausfallen darf. Bei der Deklaration der Inhaltsstoffe sind diese als Rohfaser aufgeführt. Die meisten Ballaststoffe liefert Gemüse. Zeigt sich der vierbeinige Oldie trotz höherem pflanzlichen Futteranteil verstopft, helfen Flohsamenschalen. Sie quellen im Dickdarm auf und regen damit die Darmperistaltik an.

Fertig oder frisch?

Fertigfutter für Senioren sind auf die durchschnittlichen Bedürfnisse alter Hunde rezeptiert. Wenn deine Grauschnauze nach Umstellung auf Seniorenfutter zu oder abnimmt, musst du die Menge individuell anpassen. Achte unbedingt auf die offene Deklaration der verarbeiteten Inhaltsstoffe, damit du genau weißt, was dein Hund zu sich nimmt. Wenn nämlich der Proteingehalt laut Angabe in den analytischen Bestandteilen passend erscheint, ist mindestens ebenso wichtig, aus welcher Quelle die Nährstoffe stammen. Pflanzliches Eiweiß ist für Hunde nicht die beste Wahl, weil sie es schwer resorbieren können. Auch Eiweiße aus Pansen oder Blättermagen haben eine geringere Bioverfügbarkeit. Gute Fertigfutter enthalten eine artgerechte Mischung aus Muskelfleisch, Innereien und pflanzlichen Anteilen und sind angemessen mit Mineralien und anderen Mikronährstoffen angereichert. Wenn du selbst das Futter für deinen Hund zusammenstellen möchtest, lass dich bezüglich seiner altersbedingten Bedürfnisse beraten.

Tipp: Deklaration – was ist drin?

Bei Fertigfutter erfolgt die Aufzählung der Inhaltsstoffe immer in absteigender Menge. Was zuerst genannt wird, hat den höchsten Anteil.

Beispiel: Rindfleisch, Hühnerfleisch, Reis… Hier ist mehr Rindfleisch als Huhn und mehr Huhn als Reis enthalten. Man kann von einem recht hohen Fleischanteil ausgehen.

Beispiel: Rindfleisch, Reis, Mais… Hier ist zwar mehr Rind als Reis enthalten. Es ist aber möglich, dass Reis und Mais zusammen einen höheren Anteil im Futter ausmachen, als das Fleisch.

Abschied — die Regenbogenbrücke

von Annette Dragun

Die Endlichkeit

Ich bin bis jetzt sehr zufrieden mit meinem alten Naddelchen. An den meisten Tagen ist sie munter und vergnügt, liebt Spaziergänge und muss nur selten zum Fressen überredet werden. Manchmal besinnt sie sich sogar ihrer jugendlichen Chef-Attitüden und lässt unsere beiden Rüden strammstehen. Das Gleiche neulich im Hundefreilauf — alle anwesenden Vierbeiner hatten zu salutieren, um sich keinen Ärger mit ihrer Hoheit einzuhandeln. Selbst große Artgenossen kuschen vor meinem grauen Sieben-Kilo-Dackel-Mix.

Wir hatten auch schon schlechte Phasen. Naddel war vorübergehend inkontinent, und es gab jeden Abend Streit, wenn ich ihr eine Windel anlegen wollte. Zum Glück sprach sie binnen weniger Tage auf meine homöopathische Therapie an und ist seitdem kein Auslaufmodell mehr. Auch ein Vestibularsyndrom haben wir bereits zweimal hinter uns. Und erst im Frühjahr musste das Ömchen eine Narkose überstehen, weil ein Hauttumor zu entfernen war, der ständig blutete. Bei dieser Gelegenheit gönnten wir uns eine Generalüberholung — Zähne reinigen, ein störendes Lipom entfernen, Krallen schneiden und Blut abnehmen, also einmal das volle Programm ohne Stress. Der Tumor war zum Glück nicht bösartig, und die Anästhesie steckte Naddel weg wie ein junges Ding. Doch das Blutbild zeigte eine Nierenschwäche und die Röntgenaufnahme ein stark vergrößertes Altersherz.

All diese Beeinträchtigungen rufen mir immer wieder ins Gedächtnis, dass Naddels Mindesthaltbarkeitsdatum eigentlich schon überschritten ist. Unsere gemeinsame Zeit ist endlich. Ich muss mich mit dem Gedanken abfinden, dass Naddels Lebensuhr nicht mehr allzu viel Zeit in Reserve hat.

Dieser Abschied wird nicht der erste sein, und nicht der letzte bleiben. Wer Tiere hat, muss damit umgehen, dass ihre Lebensdauer begrenzt ist, und dass man irgendwann loslassen muss.

Häufig wird mir von Senioren-Besitzern die Frage nach dem richtigen Moment gestellt. Niemand will seinen Vierbeiner leiden sehen – aber das geliebte Tier zu früh gehen lassen ist auch keine Option. Es gibt für die Frage nach dem Zeitpunkt keine Faustregel. „Solange er noch frisst, will er noch leben", hoffen manche. Aber die Nahrungsaufnahme ist ein Instinkt, den manche Tiere bis zum Schluss nicht aufgeben, und wenn es ihnen noch so schlecht geht.

Nur wenige Hunde zeigen ihren Willen zu sterben so deutlich, wie der Dackel aus meiner Kindheit. Ahna legte sich hin und verweigerte sich komplett. Sie reagierte nicht auf Ansprache, sie musste nicht raus, sie nahm kein Futter und kein Wasser. Nicht einmal das klassische Notfall-Medikament, der appetitanregende Kortison-Vitamin-Cocktail vom Tierarzt, hauchte ihr noch Leben ein. Nach drei Tagen schloss Ahna auf dem Arm ihres Lieblingsmenschen, meiner Mutter, für immer die Augen. Sie hatte fertig.

Zum Glück für uns war es ein friedliches Hinübergehen, Ahna brauchte keine Hilfe. Viele Menschen wünschen sich das – ihr Hund möge sanft und stressfrei im Kreise der Familie entschlafen. In der Realität werden die meisten Hunde durch die Spritze erlöst.

Beim Thema Euthanasie scheiden sich – wie bei allen emotionalen Themen – die Geister. Manche Tierhalter befürworten vehement den natürlichen Sterbevorgang. Andere sind dankbar, dass sie ihrem Liebling möglicherweise Leid und Schmerzen ersparen können, dass sie eine quälende Situation, ohne Aussicht auf Besserung oder gar Heilung, mit der finalen Spritze beenden können.

Ich kann auf die Frage „Einschläfern oder nicht" keine allgemeingültige Antwort liefern. Darf man zum Beispiel einem Hund mit Knochenkrebs die erlösende Injektion verweigern, damit er – wie es manche Esoteriker formulieren – „selbstbestimmt, friedlich und eigenständig" gehen kann? Osteosarkome gehören zu den schmerzhaftesten Tumoren überhaupt – da sehe ich das Einschläfern als Erlösung, als gnädigen letzten Liebesdienst am vierbeinigen Familienmitglied. Verfechter des natürlichen Todes akzeptieren keine Alternative zum natürlichen Weg. Manche gehen so weit, dem Sterbenden Schmerzmittel zu verwehren, weil diese ihn benebeln könnten - und er soll doch bei klarem Verstand seinen Tod erleben. Ist dieses Vorgehen richtig, weil natürlich? Oder widerspricht es Paragraph 1 des Tierschutzgesetzes: „Niemand darf einem Tier ohne vernünftigen Grund Schmerzen, Leiden oder Schäden zufügen"?

Hilfreich mag diese Überlegung sein: Ist Sterben vielleicht viel weniger schlimm, als wir Lebenden es befürchten? Ich fand ein TV-Interview mit einem Palliativmediziner sehr interessant und für mich beruhigend. Er erläuterte, dass nur die Angst vor dem Tod es uns so schwer macht, mit dem Sterben und dem Scheidenden umzugehen. Nach seiner Beobachtung ist der Sterbeakt an sich für den Betroffenen nicht quälend, denn dabei würden Glückshormone freigesetzt. Selbst wenn der Sterbende scheinbar schwer kämpft, wenn er krampfhaft atmet, ging dieser Arzt nicht davon aus, dass er leidet. Wichtig sei aber eine ausreichende Versorgung mit Schmerzmedikamenten bis zum Schluss.

Beim Menschen haben wir eh keine Wahl, da sind die legalen Möglichkeiten, den Sterbeakt abzukürzen oder das Leben aktiv zu beenden, extrem beschränkt. Die Palliativmedizin hat glücklicherweise in den letzten Jahren große Fortschritte gemacht. Und beim Haustier? Wie gut kann die Versorgung mit Analgetika beim Tier sein, das Schmerzen viel weniger kommunizierten kann?

Und wie sehr leidet ein krankes Tier unter anderen altersbedingten Einschränkungen? Wenn ein Hundesenior aufgrund seiner Demenz nur noch bis zur Erschöpfung im Kreis läuft, nicht mehr ansprechbar ist, offensichtlich verängstigt stundenlang bellt oder nicht aus der Zimmerecke findet – ist das noch lebenswert? Kann ich, will ich ihm das zumuten, bis er selbst loslässt? Oder ist es ein letzter Liebesdienst, ihn mit einer schmerzlosen Spritze in die ewigen Jagdgründe zu schicken? Was ist mit dem Hund, der aus Altersschwäche nicht mehr aufstehen kann, der sich einnässt und einkotet, der von Hand gefüttert werden muss, ein Komplettpflegefall ist? Was mit dem Hund im finalen Stadium einer Leber- oder Niereninsuffizienz, wodurch er innerlich vergiftet?

Und was ist mit der Familie dieser Hunde? Wenn die Besitzer wochen- oder monatelang keinen Schlaf mehr bekommen, eben weil der alte Hund nachts unruhig durchs Haus wandert, fiept, bellt, oder weil er auch nachts alle zwei Stunden umgebettet und von seinen Exkrementen gesäubert werden muss?

Darf ein Besitzer aus Selbstschutz die finale Spritze in Erwägung ziehen? Wegen der eigenen Erschöpfung? Oder ist das unangemessen egoistisch?

Die Frage nach der Lebensqualität des altersgeschwächten Hundes stellt sich immer sehr schnell, zu beantworten ist sie dagegen schwer bis gar nicht. Besitzer von alten Hunden (auch ich!) werden häufig von ihren Mitmenschen mitleidig angeschaut. Immer wieder fällt der Rat, es gebe doch Möglichkeiten, das Tier zu erlösen.

Den höre ich schon, wenn ich mal Naddel in ihre Schiebekarre setze, weil ich wegen meiner Jungs eine große Runde laufen will, die sie nur teilweise schafft – hat sie deswegen keinen Spaß am Leben mehr? Leidet sie, wenn sie nur vier statt sechs Kilometer rennt? Früher hätte ich mich über die wohlmeinenden Ratschläge meiner Mitbürger aufgeregt oder versucht zu diskutieren. Heute lächle ich und lenke das Thema auf das Wetter (Norddeutsche lieben es, übers Wetter zu reden…). Der Spruch „Deine Oma läuft am Rollator und wird nicht eingeschläfert", ist übrigens unnütz, denn: „Das ist ja wohl etwas ganz anderes!"

Jeder muss seinen Weg finden, wenn der Abschied näher rückt. Und kein Fall gleicht dem anderen. Jeder Hund geht unterschiedlich mit seinem Leiden um. Der eine stellt aufgrund von Schmerzen das Fressen ein, was wenigstens ein deutliches Zeichen ist, der andere beißt die Zähne zusammen und vermittelt seinen Menschen weiterhin Frohsinn.

Ich wünsche dir, dass du deinen Weg findest, und mir, dass ich den richtigen Moment erkenne. Denn für mich ist es ein Fortschritt der Medizin, dass ich Naddel im Falle eines Falles nicht leiden lassen muss.

Was ich jetzt schon weiß und auch meinen Patientenbesitzern offen sage: Das schlechte Gewissen kommt auf jeden Fall und bleibt vielleicht sehr lange. Ich frage mich bis heute, ob ich meinen Border Collie Jake (er wurde 14) im Jahr 1996 nicht vorschnell aufgegeben habe. Hätte ich nicht vielleicht…? Viele Tierbesitzer bestätigen mir, dass sie lange ihrer der Entscheidung hadern. Dabei sind sowohl welche, die ihren Liebling einschläfern ließen, als auch Menschen, die ihren Hund durch den natürlichen Sterbeprozess begleitet haben.

Der natürliche Weg

Vielleicht passiert es so - dein Tier legt sich einfach hin und vermittelt dir: Ich will nicht mehr. Und du entscheidest, den natürlichen Sterbeprozess zuzulassen und für dein Felltier da zu sein. Was erwartet dich?

Sterben kann dauern, wenige Stunden, sogar Tage. Palliativmediziner kennen die verschiedenen Phasen sehr gut. Es beginnt mit Rückzug. Der Sterbende schläft viel, nimmt an der Umwelt immer weniger teil. Der Körper fährt den Stoffwechsel zurück. Das Gehirn schüttet Botenstoffe aus, die zum Stress-Kreislauf gehören und das Verlangen nach Nahrung und Flüssigkeit abstellen.

Jetzt ist wichtig zu verinnerlichen, dass Sterben nicht zwangsläufig Leiden bedeutet. Ein gesunder Mensch oder ein gesundes Tier empfindet sicherlich Qualen, wenn es nichts zu essen oder gar zu trinken gibt. Während des finalen Sterbeprozesses dagegen hilft die Unterversorgung sogar. Im Gehirn werden bei körperlicher Austrocknung opiatähnliche Substanzen produziert, die schmerzlindernd und beruhigend wirken. Wird dem Dahinsiechenden Flüssigkeit verabreicht, unterbricht man diese körpereigene Schutzfunktion und verlängert damit das Sterben.

Besser, du lässt den Scheidenden ganz in Ruhe. Stück für Stück stellt sein Körper alle Funktionen ein. Die Gehirnaktivität und damit die Sinnesorgane lassen nach. Dein Hund hört und sieht weniger. Die Pfoten werden kalt, denn das Blut wird jetzt nur noch zur Versorgung der inneren Organe gebraucht, bis diese versagen. Du bemerkst vielleicht einen veränderten Körpergeruch, weil Niere und Leber ihre Entgiftungstätigkeit aufgeben. Die Atmung wird flacher, bis sie ganz aussetzt. Das Herz schlägt nicht mehr.

Nicht immer verläuft der Sterbeprozess so friedlich. Manche Tiere zeigen Unruhezustände, möglicherweise nehmen sie doch noch Schmerzen wahr. Andere krampfen oder zeigen Atemnot, vielleicht weil die Lunge voller Wasser ist. Manch Sterbender röchelt oder zeigt Schnappatmung, bis die Lungenfunktion schließlich ganz aussetzt. Das kann für den begleitenden Angehörigen sehr quälend erscheinen. Deswegen ist es wichtig, dass du dich darauf vorbereitest. Wenn du weißt, dass dein Tier bald gehen muss, solltest du dich vorher schon mit deinem Tierarzt und Tierheilpraktiker beraten haben, inwiefern man bei Bedarf den Vorgang unterstützen kann. Damit meine ich nicht zwangsläufig das Einschläfern. Gegen Krämpfe, Schmerzen und Unruhe gibt es sowohl Medikamente aus der Schulmedizin als auch aus der Naturheilkunde.

Dein Tierheilpraktiker kann homöopathische Mittel vorbereiten, die du bei Bedarf verabreichen darfst. Zeigt dein Hund in einer Phase Angst oder Unruhe, können ihm die passenden Globuli oder Bachblüten zur Entspannung verhelfen.

Sterben ist genauso natürlich wie Gebären, und die Natur hat für beide Vorgänge körpereigene Botenstoffe und biologische Abläufe vorgesehen, die für einen schonenden Verlauf sorgen. Beim Menschen kann der Abschied durch seelische Lasten erschwert werden - wenn er nicht gehen möchte, weil er noch Dinge zu erledigen hat, wenn er aus Sorge um seine Nächsten nicht loslassen kann. Diese Bewusstseinsebene ist beim Tier nicht zu vermuten. Allerdings können sich Ängste, Verzweiflung und Nicht-Loslassen-Wollen des Besitzers auf den sterbenden Vierbeiner übertragen.

Auch dir können homöopathische Mittel oder Bachblüten in den Stunden des Abschieds helfen.

Die Euthanasie

Es mag der Tag kommen, an dem du dir eingestehen musst: Dein Hund hat keine Lebensqualität mehr. Herz und Kreislauf aber sind noch stark, das Tier siecht unter körperlicher Schwäche und Schmerzen oder schwerst dement dahin. Wie lange will man ihm diesen Zustand noch zumuten? Wie lange stehst du selbst das durch? Ist dies ein Grund und der richtige Zeitpunkt für die Euthanasie?

Auch zu diesem Thema kann ich nur empfehlen, dir Rat zu suchen. Da zum Einschläfern verschreibungspflichtige Medikamente verwendet werden, muss das in jedem Fall der Veterinär durchführen. Ein Tierheilpraktiker kann dich bei Bedarf beraten und seelisch unterstützen.

Wenn du möchtest, dass dein Tierarzt die Spritze zu Hause verabreicht, ist eine rechtzeitige Terminvereinbarung meist unumgänglich. Möglicherweise wirst du also mehrere Tage auf den Moment des Abschieds warten, was dich sicher viel Kraft und Tränen kosten wird. Versuch trotzdem, deinem Liebling die letzte Zeit angenehm zu gestalten. Verwöhn ihn mit Streicheleinheiten und Leckereien - du musst jetzt nicht mehr auf Nierenwerte oder die Linie achten. Wenn er seine Tage lieber in Ruhe auf seinem Kissen verbringen möchte, dann solltest du auch das akzeptieren.

Soll die Spritze in der Tierarztpraxis gesetzt werden, lass dir einen Termin ganz am Anfang oder am Ende der Sprechstunde geben, um den Praxis-Trubel zu umgehen. Viele Tierkliniken haben für diese Anlässe einen abgelegenen Raum, vielleicht sogar mit eigenem Eingang.

Ist der Moment gekommen, kannst du nur noch für dein Tier da sein und Ruhe bewahren. Vielleicht bittest du einen dir nahestehenden Angehörigen oder Freund, dich zu begleiten. Dieses bewusste Abschiednehmen, selbst aktiv den Tod des geliebten Haustieres zu bestimmen, gehört zum Schwersten im Leben eines Tierbesitzers. Und doch muss du stark und gelassen bleiben und Ruhe ausstrahlen, um das Tier selbst, das dir vertraut, nicht zu verunsichern.

Das Einschläfern an sich ist schmerzlos und in den allermeisten Fällen völlig friedlich. Früher wurde nach einer leichten Narkose ein Medikament verabreicht, das den Atemstillstand herbeiführte. Das konnte schonmal mehrere Minuten dauern. Mit den heute üblichen Barbituraten tritt der Tod nach Injektion in die Vene innerhalb von Sekunden ein. Nur selten zeigt der Hund noch Zuckungen und verliert Harn und Kot. Das aber erlebt er nicht mehr bewusst, es handelt sich um Muskelreflexe und -entspannung.

Erst wenn der Tierarzt den Tod durch Ausschluss von Herztönen festgestellt hat, verlässt du die Praxis.

Der Körper

Ob die finale Spritze zu Hause oder in der Tierarztpraxis gegeben wird, oder ob dein Hund eines ganz natürlichen Todes stirbt - die Entscheidung über den Verbleib des Körpers muss zeitnah getroffen werden.

Tierärzte organisieren gegen eine Gebühr den Abtransport des Leichnams in die Tierkörperbeseitigungsanstalt.

In den meisten Bundesländern ist es erlaubt, Kleintiere auf dem eigenen Grundstück zu beerdigen (rechtliche Auskunft gibt deine Gemeinde). Für viele Tierbesitzer ist das in ihrer Trauer die beste Hilfe. Ein Abschiedsritual, ein Grab, das man schmücken, an dem man trauern kann. So ist der Hund nicht ganz weg. Es ist nicht erlaubt, den Vierbeiner auf öffentlichem Grund zu bestatten, etwa im Stadtpark oder im Wald. Wer keinen Garten hat, kann auf einen Tierfriedhof ausweichen.

Eine andere Alternative ist, den verstorbenen Hund im Krematorium einäschern lassen. Während für Urnen mit menschlichen Überresten Beerdigungspflicht besteht, darf man mit der Tier-Urne machen, was man möchte. Ich kenne Menschen, die schon eine kleine Sammlung im Regal stehen haben, zusammen mit Fotos und Andenken.

In Deutschland haben sich mehrere Firmen auf das Geschäft mit der Trauer ums Tier spezialisiert. Bei den Tierärzten liegen Informationen aus, in denen die verschiedenen Möglichkeiten dargestellt werden, ein würdevolles Andenken zu bewahren. So gibt es eine umfangreiche Auswahl an Urnen, man kann aber auch von seinem Tier vor der Verbrennung einen Pfotenabdruck in Gips verewigen oder einige Haare oder eine Kralle in Schmuckharz gießen lassen und als Ketten- oder Schlüsselanhänger bei sich tragen.

Es gibt so manche Kunsthandwerker, die ebenfalls individuelle Ideen anbieten: Ein Armband, geflochten aus den Haaren des Hundes. Einige Strähnen aus dem Fell in einem Traumfänger verarbeitet oder in eine Glasperle gefasst. Ein Edelstahlmedaillon mit Haaren gefüllt. Manche Ideen lassen sich mit ein wenig Geschick sogar selbst umsetzen. Bei der Beschäftigung damit kann man wieder ein Stückchen Trauer verarbeiten.

Spielt Geld keine Rolle, lässt man sich aus wenigen Gramm Haaren oder Kremationsasche für einen mindestens vierstelligen Betrag einen Edelstein fertigen. Günstiger ist die Variante, etwas Asche in einem Schmuckanhänger mit Hohlraum bei sich zu tragen.

Bei manchen geht die Liebe zum verstorbenen Tier unter die Haut – sie lassen sich ihren Schatz als Tattoo stechen. Andere lassen vor dem Tag X noch professionelle Fotos von ihrem Liebling erstellen. So konserviert jeder seine Erinnerungen nach eigenem Belieben. Es gibt kein Richtig oder Falsch.

Es gibt sogar erste Friedhöfe, auf denen Menschen mit ihren Tieren zusammen bestattet werden können. Das zeigt mir: Die Rolle des Hundes als Familienmitglied endet nicht mit seinem Tod. Die gesellschaftliche Akzeptanz wächst weiter.

Die Trauer

Vor vier Jahren verloren wir unseren Schnauzer-Mix Murphy an einem Milztumor. Nach dem Begräbnis, bei dem die anderen Hunde dabei sein durften, soweit sie wollten, feierten wir ihn. Wir öffneten eine Flasche Wein und erinnerten uns an unsere Zeit mit diesem ganz besonderen Hund. Wir weinten viel, doch wir lachten auch, was Murphy geliebt hätte. Der kleine Schelm hatte die Gabe, Fröhlichkeit zu forcieren – er erfand immer neue Kaspereien und baute sie aus, wenn wir darauf positiv reagierten.

Nicht nur deswegen hinterließ er ein Vakuum. Und wieder einmal stellte ich fest, wie hilfreich es ist, wenn ein oder mehrere weitere Hunde im Haus sind. Sie fordern auch in dunklen Momenten Liebe und Aufmerksamkeit, für sie muss man den gewohnten Tagesablauf beibehalten. Man kann sich einfach nicht erlauben, in ein Loch zu fallen, muss man doch für die Lebenden da sein.

Geht der einzige Hund, ist die Lücke natürlich viel größer. Überall in der Wohnung sind noch die Alltagsgegenstände: das Körbchen, der Fressnapf, Spielzeug, Leinen. Es kostet unendlich viel Kraft, die Dinge wegzuräumen oder zu verschenken. Noch Wochen später findet man vielleicht ein Hundehaar unter dem Stuhlkissen, und der Schmerz über den Verlust überfährt einen mit voller Wucht aufs Neue.

Man kann den Hund nicht ersetzen. Hilft es, den Platz neu zu besetzen? Ich erinnere mich an einen Vorfall in der Tierklinik, für die ich lange arbeitete. Eine Stammkundin brachte ihren Hund als Notfall in die Praxis, doch er war schon auf dem

Weg dorthin gestorben. Fassungslos saß sie neben dem leblosen Körper und fragte immer wieder: „Was soll ich denn jetzt machen?". Unsere Tierärztin erzählte ihr ganz einfühlsam, dass wenige Tage zuvor ein Hund eingeliefert worden war, den niemand mehr wollte. Nur, um nicht alleine nach Hause zu müssen, nahm die Kundin den großen, schwarzen Schäferhundmischling mit. Sie wurden ein tolles Team, und die Frau betonte jahrelang ihre Dankbarkeit. Für sie war die Adoption des neuen Hundes an diesem Tag die beste Entscheidung gewesen. Damit, dass sie gebraucht wurde, konnte sie sich von der Trauer und dem Schock heilen.

Als vor gut 13 Jahren mein Dackel Felix verunglückte, war ich erstmals seit vielen Jahren hundelos. Ich war wie betäubt vor Leid, doch nach wenigen Tagen erklärte ich meinem Partner: „Ohne Hund ist es einfach doof. Lass uns ins Tierheim fahren." Der Ausflug endete mit Naddel. Ich weinte deswegen nicht weniger um Felix, aber in meinem Herzen lebte neben der Trauer wieder Liebe auf – und die wuchs und verdrängte die Leere. Naddel war kein Ersatz, sie wurde ein würdiger Nachfolger.

Nicht jeder mag sich so schnell für einen neuen Hund an seiner Seite entscheiden. Sehr häufig höre ich auch: „Nie wieder einen Hund. So einen Verlust verkrafte ich nicht noch einmal."

Ja, es tut weh, ein geliebtes Tier gehen zu lassen. Aber im Normalfall hat man vorher eine lange Zeit mit tollen Erlebnissen gehabt. Hunde schenken so viel Lebensfreude und bereichern unser Dasein so sehr. Sie füllen unsere Herzen. Darauf möchte ich nicht verzichten, weil irgendwann einige dunkle Tage kommen. Zudem bin ich vom Sinn der Wechselseitigkeit des Lebens überzeugt. Dazu gehören nicht nur positive Gefühle, sondern auch Trauer und Schmerz. Helligkeit und Dunkelheit, Wärme und Kälte, Yin und Yang: Wer das eine nicht wahrnimmt, wird das andere missen.

Du darfst trauern, wenn es soweit ist. Es gibt keine Regel, wie sehr oder wie lange du leidest. Nicht jeder deiner Mitmenschen wird das nachfühlen können, aber das sollte man nicht zu hoch bewerten. Nicht-Hunde-Menschen fehlt da ein spezielles Gen.

„Haltet die Welt an, es fehlt ein Stück", möchte man schreien. Und doch dreht sich die Welt weiter, das Leben geht voran, und die Zeit heilt Wunden. Nicht nur im Sprichwort.

Danke

Wie immer am Ende eines Buches möchten wir einige unentbehrliche Helfer nennen, ohne deren Zutun dieses Projekt nicht möglich gewesen wäre.

Zuallererst ein Riesen-Dankeschön an unsere kompetenten und zuverlässigen Lektoren. Tierärztin Sofia M. Kohmann war wieder unsere fachliche Instanz. Ines Felske und Christian Kempe haben die Texte kritisch auf Rechtschreibung, Grammatik sowie flüssige und verständliche Lesbarkeit geprüft. Ihr drei habt einen großen Anteil daran, dass „Tierisch grau" nicht nur Wissen liefert, sondern gleichzeitig mit Vergnügen konsumierbar ist.

Neben Katja haben mehrere Fotografen auf ihre Auslöser gedrückt und wunderbare Fotos gezaubert, ohne die dieses Buch nur halb so bunt wäre. (Der Satz ist von Annette - Ich liebe meinen Wortwitz.) 1000 Dank also für tolle Optik an Christina Thiel, Michael Fiedler und Andreas Lentfer. Der detaillierte Fotonachweis ist auf Seite 192.

Großartig ist auch wieder das Ergebnis von Susanne Schlott (www.grafikers.de). Schon für „Tierischer Juckreiz" und „Tierisches Risiko" hat sie das Coverdesign kreiert, somit stand von Anfang an fest, dass sie die Reihe fortführt. Unseren Titel-Senior hat sie quasi aus dem Handgelenk geschüttelt und uns damit sofort zu 100% überzeugt. Danke!

Nicht zuletzt ein Dankeschön an dich, liebe/r Leser/in, für den Vertrauensvorschuss, den du uns Autorinnen mit dem Kauf dieses Buches schenkst. Wenn du nach der Lektüre der Meinung bist, es habe sich gelohnt, dann freuen wir uns über Weiterempfehlungen und entsprechende Bewertungen bei den großen Online-Buchhändlern, bei Facebook oder Instagram Wenn dir etwas nicht gefallen hat, freuen wir uns über deine konstruktive Kritik, um spätere Ausgaben zu verbessern.

Unser ganz großes Lob gilt unseren Hunden für ihr Verständnis, dass ihre Muddis ziemlich unflexibel sind, weil sie mit ihren zwei Händen nur entweder kraulen oder auf der Computertastatur hacken können, um ein wirtschaftliches Fundament für ihr körperliches Überleben zu schaffen (also zu arbeiten). Katjas Border Collies Gorbi und Hilda und Annettes Spanier Naddel, Charly und Bodo haben aber keinen Grund, sich zu beschweren. Wir haben jede verschobene Kuscheleinheit penibel nachgeholt.

Speziell möchten wir hier noch einmal Naddel nennen, ohne die vermutlich die Idee zum Buch nicht entstanden wäre. Hoffentlich bleibt unser Ömchen noch lange bei uns und tyrannisiert „die Jungs".

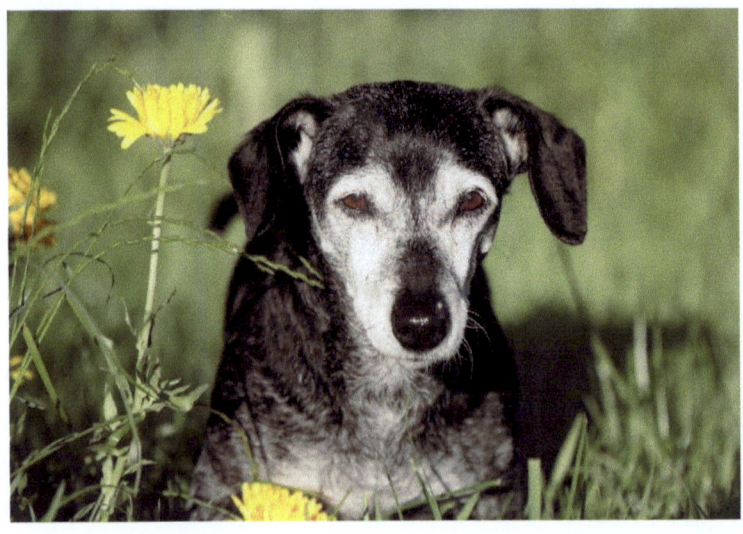

Nachwort 2022 – Nachruf auf Naddel

Es war eine Herausforderung, „Tierisch Grau" zu überarbeiten. Weniger was das Sprachliche anging, als vielmehr die emotionale Seite. Denn 2019, während wir das Buch schrieben, war Naddel noch bei uns. Im August 2021 ging sie auf ihre letzte Reise. Sie wurde 17 oder 18 Jahre alt.

Besonders die Kapitel Abschied und Trauer gewinnen eine andere Bedeutung. Doch Erinnerungen kamen bei der Aktualisierung des kompletten Buchinhaltes hoch - zum Glück nicht nur an ihre Altersgebrechen. Je mehr Zeit vergeht, desto mehr verblassen die Bilder des altersschwachen Naddelchen, und ich sehe sie in ihrer jugendlichen Sturm- und Drangzeit, als sie unter ihren Mithunden noch die über alle Zweifel erhabene Chefin war und uns Menschen mit ihrer starken Persönlichkeit beeindruckte.

Ja, ich fühle noch Trauer. Aber es überwiegt das Glück darüber, dass Naddel mich so lange begleitet und mein Herz gewärmt hat. Ich halte mich an den schönen Erlebnissen fest.

Für die Neuauflage hatte ich überlegt, ob ich von Naddel in der Vergangenheit erzählen sollte. Aber ich habe die Idee verworfen. Durch dieses Buch (und viele weitere Veröffentlichungen und Vorträge zum Thema Seniorhund) ist mein Naddelchen ein bisschen unsterblich geworden. Eine Legende war sie – zumindest im Freundeskreis - schon zu Lebzeiten.

Derweil hat hier Charly die Senioren-Rolle übernommen. Mit seinen 15 oder 16 Jahren beweist er mal wieder: Der Lauf der Zeit lässt sich nur bedingt aufhalten. Charly wird nicht, er ist alt. Auch unseren Blondino werden wir in Würde bis zu seinem Ende begleiten und ihm die Hilfe geben, die er braucht.

Quellen und Literatur

Bücher, Schriften, Studien:

Anja Füchtenbusch, Peter Rosin: Lasertherapie und Laserpunktur bei Hund und Katze

Hans-Ulrich Grimm: Katzen würden Mäuse kaufen: Wie die Futterindustrie unsere Tiere krank macht

Katja Gühring: Muskelatlas Hund für Tierphysiotherapeuten

Claudia Hofmann, Martina Ulbrich: Physiotherapie für den geriatrischen Hund

Mima Hohmann: Physiotherapie in der Kleintierpraxis

Markus Kasper, Andreas Zohmann: Ganzheitliche Schmerztherapie für Hund und Katze

Richard D. Kealy et al: Effects of diet restriction on life span and age-related changes in dogs (zum Thema Dünne Hunde leben länger)

Niemann, Suter: Praktikum der Hundeklinik

Susanne Schmitt, Sabine Zemla: Dorn-Therapie für Hunde

Jutta Ziegler: Tierärzte können die Gesundheit Ihres Tieres gefährden: Neue Wege in der Therapie

Webseiten:

www.barf-alarm.de

www.blutegel.de

www.der-barf-blog.de

www.drei-hunde-nacht.de

www.futalis.de

www.hundeprofil.de

www.kritische-tiermedizin.de

www.senior-hunde.de

www.vetepedia.de/heel-vet

www.vitorgan.de

www.windhundefreunde.de

www.wuff.eu

Für die Inhalte aller in diesem Buch genannten Internetseiten sind ausschließlich die Betreiber der jeweiligen Internetseiten verantwortlich.

Glossar

ad libitum	nach Belieben
Agility	Hundeparcours-Sportart
allopathisch	schulmedizinisch
Aminosäuren	Eiweißbaustoffe
Analgetika	Schmerzmittel
Analyse	systematische Untersuchung
Anämie	Blutarmut
Anästhesie	Narkose
Anatomie	Aufbau des Körpers
animieren	anregen, ermuntern
Antagonist	Gegner, Widersacher
Antioxidantien	Zellschutzstoffe, Radikalenfänger
Apathie	Mattigkeit, Teilnahmslosigkeit
Apoptose	programmierter Zelltod
Applikation	Anwendung
Atherom	Talgzyste
Atrophie	Rückbildung, Abbau
Attitüde	Einstellung, Haltung
Auskultation	Abhören
Balance	Gleichgewicht
Barriere	Hindernis
benigne	gutartig
Caniden	Tierfamilie der Hunde
Cavaletti	niedrige Hindernisstange
cerebral	das Großhirn betreffend

Check-up	Untersuchung
Chondroprotektiva	Knorpelschutzstoffe
chronisch	sich langsam entwickelnd, lang anhaltend
Defizit	Mangel
Degeneration	Rückbildung, Zerfall
Degility	schonende Form von Agility
Deklaration	Erklärung, Offenbarung
dement	an Demenz leidend
Demenz	Nachlassen der Verstandeskraft
Depression	Gedrückte Stimmung, Traurigkeit
Diabetes	Störung des Zuckerstoffwechsels
Diätetik	Ernährung mit therapeutischem Zweck
Disposition	Verfügung, Fügung, Veranlagung
Dysbalance	Ungleichgewicht
Dysfunktion	gestörte Funktion
Eliminierung	Beseitigung
Emotionen	Gefühle
Epulide	Zahnfleischgeschwulst
essentiell	wesentlich, nicht herstellbar
etablieren	gründen, sich festsetzen
Euthanasie	Herbeiführung des Todes, Einschläfern
Evolution	Entwicklung über lange Zeit
Faszie	dünne, sehnenartige Muskelhaut
fundamental	grundlegend, entscheidend
Genetik	Vererbungswissenschaft
Halluzination	Sinnestäuschung
Handicap	Behinderung, Nachteil
Histologie	Wissenschaft der Körpergewebe

Hype	Aufregung, Euphorie
Hyperplasie	Vergrößerung durch Zellvermehrung
Hypophyse	Hirnanhangsdrüse
Hypothyreose	Schilddrüsenunterfunktion
Hypertonie	Bluthochdruck
iatrogen	durch Arzneimittel verursacht
Ignoranz	Missachtung, (absichtliche) Unkenntnis
Infekt	Entzündung, Ansteckung durch Krankheitserreger
Infusion	Zuführung von Flüssigkeit in die Blutbahn
Ingredienzien	Inhaltsstoffe
Inkontinenz	Unvermögen, Harn oder Stuhl zurückzuhalten
Innervierung	Versorgung mit Nervengewebe
Insuffizienz	Funktionsschwäche eines Organs
Intensität	Stärke, Maß
invasiv	eindringend, eingreifend
Kardiologe	Herzspezialist
Katarakt	Grauer Star, Trübung der Augenlinse
kognitiv	das Wahrnehmen, Denken betreffend
komatös	in Bewusstlosigkeit befindend
kompensieren	ausgleichen
komplementär	ergänzend, zusätzlich
Kompression	Quetschung, Druck
konservativ	am Hergebrachten festhaltend, med.: nicht chirurgisch
konservieren	erhalten
Konstitution	körperliche Verfassung
kontagiös	ansteckend

Koordination	Zusammenspiel in der Motorik
Läsion	Verletzung, Störung
Lethargie	Trägheit, Schlafbedürfnis
Lipämie	erhöhter Fettgehalt im Blut
Lipom	Fettgeschwulst
Lokalisation	Ort, Stelle
Malaise	Unbehagen, Missstimmung
maligne	bösartig
Manipulation	Handhabung, Eingriff
manuell	mit der Hand
Membran	dünnes Häutchen mit Funktion
Metastasen	Tochtergeschwulst
Methusalem	Mit 969 Jahren der älteste in der Bibel erwähnte Mensch
minimalinvasiv	mit kleinstmöglichem Aufwand eingreifend
Motorik	Gesamtheit der Bewegungen
multimodal	auf viele Arten
Narkose	Betäubung von Bewusstsein und Schmerzempfindung
Nephron	kleinste Funktionseinheit der Niere
neurologisch	das Nervensystem betreffend
neuroprotektiv	die Nerven schützend
Nystagmus	Augenzittern
Ödem	Schwellung
Onkologe	Facharzt für Krebserkrankungen
Ophthalmologie	Augenheilkunde
Osteopathie	manuelle alternativmedizinische Therapien
Osteoporose	Knochenschwund
palliativ	Beschwerden lindernd ohne Heilungsabsicht

Parcours	Hindernisstrecke
pathologisch	krankhaft
physiologisch	normal, nicht krankhaft
Physiotherapie	spezifische Therapien zur Wiederherstellung von Bewegungs- und Funktionsfähigkeit des Körpers
Phytotherapie	Kräuterheilkunde
Plaque	Zahnbelag
Polyurie	vermehrter Harnabsatz
Position	Ort, Stelle
postoperativ	der Chirurgie folgend
Priorität	Bedeutung, Vorrangigkeit
Prophylaxe	Vorbeugung
Propriozeption	räumliche Wahrnehmung der Körperteile
Protein	Eiweiß
psychoaktiv	das Bewusstsein verändernd
Pyometra	eitrige Gebärmutterentzündung
reduzieren	vermindern
Regeneration	Erholung, Wiederherstellung
Retina	Netzhaut des Auges
Rezidiv	Wiederholung
Rotation	Drehung
salutieren	ehrfürchtig grüßen
Sanierung	Instandsetzung
Sarkom	bösartige Geschwulst
Screen	Überblick, Abbildung
Sekretion	Absonderung
Seneszenz	Alterungsprozess
sensibel	empfindlich

Sklerosierung	Verfestigung, Verhärtung
Slalom	schnelle, wiederholte Folge von Kurven
Sphinkter	Ring- oder Schließmuskel
Stethoskop	Gerät zum Abhören von Herz und Lunge
Substitution	Ersetzen verlorengegangener Stoffe
subtil	fein strukturiert, schwer zu durchschauen
Suffizienz	Können, Funktionsfähigkeit
Supplement	Ergänzungsmittel
Symptom	Anzeichen einer Krankheit
Syndrom	Summe der Symptome einer Krankheit
Therapie	Behandlung
Thrombose	Verschluss eines Blutgefäßes durch Blutge-rinnsel
tolerieren	dulden, zulassen
Toxin	Giftstoff
Transparenz	Nachvollziehbarkeit
Trauma	Erschütterung, Verletzung
Tumor	Gewebszubildung, Gewebeneubildung
unspezifisch	allgemein
Urämie	Harnvergiftung
viskoelastisch	Material, das sowohl elastisch als auch viskos ist
viskos	zähflüssig, leimartig
Vitalität	Lebenskraft, -freude
Vulva	äußere weibliche Geschlechtsorgane
Zirrhose	narbige Verhärtung und Schrumpfung
Zystitis	Blasenentzündung

Die Autorinnen

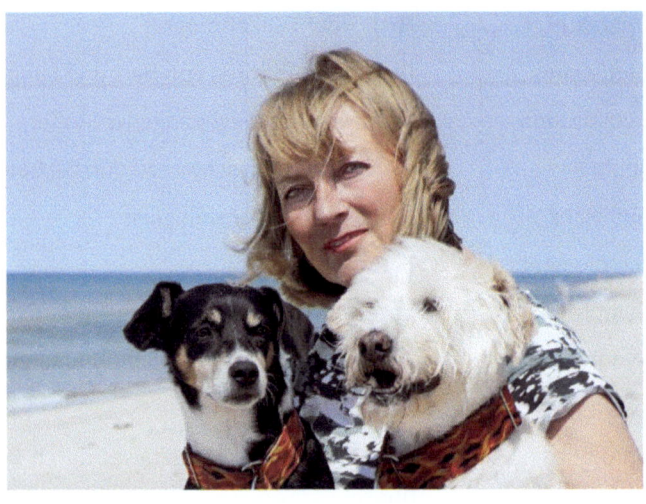

Annette Dragun ist Tierheilpraktikerin für Hunde, Katzen und Pferde seit 1999. Sie lebt und praktiziert bei Niebüll, Nordfriesland. Ihre Therapieschwerpunkte sind Homöopathie, Akupunktur, Blutegeltherapie, Organotherapie, Phyto- und Bachblütentherapie. Neben der Praxis hält sie Vorträge und Fortbildungen für Tierhalter und -therapeuten und schreibt Bücher und Zeitschriftenartikel. Das Foto zeigt sie mit ihren „Jungs" Bodo und Charly.

Kontakt:
Annette Dragun
Herrenkoogstr. 22
25920 Risum-Lindholm
E-Mail: info@thp-nf.de
www.tierheilpraxis-nordfriesland.de
www.annette-dragun.de

facebook.com/THPDragunNordfriesland
facebook.com/pfotenpower.com

Katja Wald ist Diplom Sportlehrerin für Präventions- und Rehabilitationssport, Hundephysiotherapeutin und Hundeosteopathin. Sie lebt und praktiziert in Lotte bei Osnabrück. Ihre Zusatzqualifikationen: Akupunktur am Bewegungsapparat, Neuraltherapie, Blutegeltherapie, Low-Level-Lasertherapie, Dry Needling für Hunde, Dorn-Therapie, Triggerpunktdiagnostik und Gangbildanalyse. Beim Deutschen Institut für Pferdeosteopathie (DIPO) ist sie als Dozentin für Aus- und Weiterbildungen für Hundephysiotherapeuten und -osteotherapeuten tätig. Das Foto zeigt sie mit ihren Border-Collies Hilda und Gorbi.

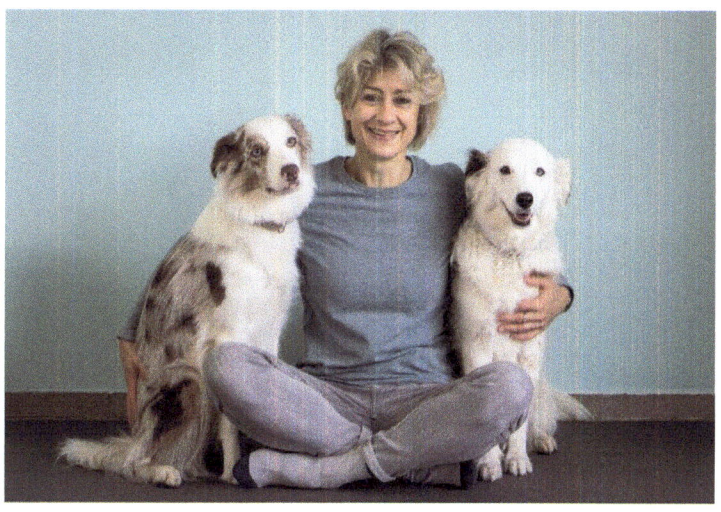

Kontakt:
Katja Wald
Münsterstr. 3a
49504 Lotte-Osterberg
E-Mail: info@hundephysio-osnabrueck.de
www.hundephysio-osnabrueck.de

Katja Wald bei facebook:
facebook.com/HundephysiotherpieOsnabrueck

Fotonachweis

Das Urheberrecht für die in diesem Buch abgedruckten Fotos bleibt bei diesen Fotografen:

Michael Fiedler (www.michaelfiedler.com)
Seite 21, 76

Andreas Lentfer (www.lentfer-naturephotography.de)
Seite 10

Christina Thiel
Seite 60, 62, 65, 123, 191

Katja Wald
Seite 17, 39, 65, 68, 180, 190

William Will (www.ww-fotografie.de)
Seite 161

Mehr Lesefutter von Annette Dragun:

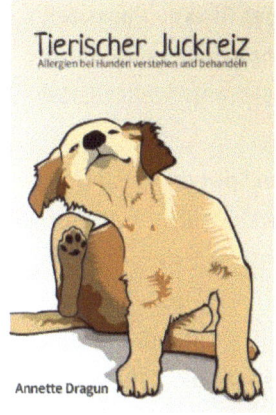

Tierischer Juckreiz - Allergien beim Hund verstehen und behandeln
ISBN 978-3746029580 / 16,90 €

"Ihr Hund ist Allergiker!" - Für viele Patientenbesitzer beginnt mit dieser Diagnose eine Odyssee: Es gibt widersprüchliche und unverständliche Informationen, Therapien wirken ungenügend oder verursachen Nebenwirkungen, die Behandlungskosten explodieren... Tierheilpraktikerin Annette Dragun beobachtet in fast zwei Jahrzehnten Berufserfahrung eine rasant wachsende Zahl der vierbeinigen Allergiker und weiß, wie groß der Informationsbedarf der betroffenen Hundehalter ist. Gleichzeitig sieht sie es als wichtig an, die Krankheit des Hundes zu verstehen, denn nur dann kann der Besitzer fundiert Entscheidungen fällen: Welcher Therapeut ist richtig, welche Therapie sinnvoll, was ist ein No Go? In ihrem neuen Buch "Tierischer Juckreiz - Allergien bei Hunden verstehen und behandeln" erfahren Hundehalter alles über die Heilmethoden von Naturheilkunde und Schulmedizin und vor allem, was sie selbst für ihr Tier tun können. Die Autorin erläutert verständlich und kurzweilig, was bei einer Allergie im körpereigenen Immunsystem falsch läuft, welche Therapieansätze, Medikamente und Futtermittel wirklich helfen können und worauf man verzichten sollte. Nicht zuletzt geht sie auf die Ursachenforschung ein und beleuchtet Möglichkeiten zur Vorbeugung. Die Allergie wird der Hund mit dem Lesen dieses Buches voraussichtlich nicht los, sie verliert aber ihren Schrecken. Der Hundehalter findet Tipps und Rezepte, um Symptome zu lindern und Krisen zu meistern - und so mit seinem Liebling trotz der Krankheit ein besseres Leben zu leben.

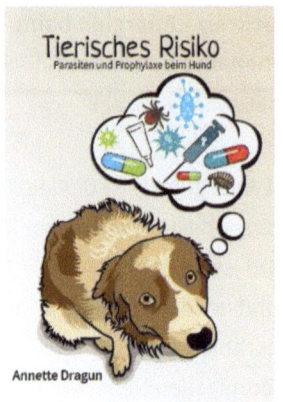

Tierisches Risiko - Parasiten und Prophylaxe beim Hund
ISBN 978-3748165286/ 18,90 €

Monatlich ein Spot on gegen Flöhe und Zecken, vierteljährlich die Wurmpille und jedes Jahr ein kleiner Pieks, die Impfung: Für die meisten Hunde seit Jahrzehnten Standardprogramm. Gleichzeitig steigt die Zahl der chronischen Erkrankungen - gibt es da einen Zusammenhang? Das Misstrauen der Halter wächst. Sie wollen das Beste für ihr Tier, doch die Unsicherheit ist groß.

Dieses Buch klärt auf, gibt Antworten auf drängende Fragen:
- Welche Gefahr droht wirklich durch Parasiten?
- Für welche Hunde sind Prophylaxe-Maßnahmen unerlässlich?
- Muss man seinen Hund wirklich das ganze Jahr über mit Chemikalien behandeln, um vor Flöhen, Zecken und Würmern geschützt zu sein?
- Drohen Nebenwirkungen durch die Medikamente?
- gibt es sichere Alternativen?
- Welche Impfungen müssen sein und wie oft?
- und viele weitere …

Fundiert, verständlich und gewohnt unterhaltsam liefert Tierheilpraktikerin Annette Dragun notwendige Informationen und Tipps zur Vorsorge. Dabei liegt ihr Schwarz-Weiß-Malerei fern. Weder verteufelt sie die Schulmedizin noch verherrlicht sie die alternativen Therapien. Ihr Prinzip lautet: Alles zu seiner Zeit, und alles zum Wohl des Patienten.
"Tierisches Risiko" ist ein Ratgeber für jeden Hundefreund.

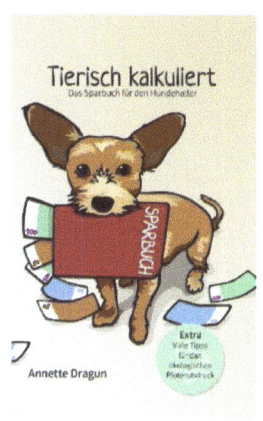

Tierisch kalkuliert
Das Sparbuch für den Hundehalter
ISBN 978-3753446240/17,90 €

Hundekauf ist Herzenssache? Nicht nur. Einem Hund ein Zuhause zu geben heißt, für lange Zeit Verantwortung und Verpflichtung zu übernehmen. Aber wieviel kostet es eigentlich, einen Hund zu halten? Welches sind die großen Geldvernichter, wie entgeht man ihnen, und wo findet sich Sparpotential? Tierheilpraktikerin Annette Dragun klärt die finanziellen Aspekte der Hundehaltung. In „Tierisch kalkuliert" zeigt sie, wie du dich bei der Anschaffung des Tieres vor bösen Erfahrungen schützt und wie du das alltägliche Zusammenleben mit deinem Herzens-Vierbeiner günstig gestaltest, ohne Abstriche in eurer Lebensqualität zu machen. So informativ wie unterhaltsam präsentiert die Autorin Ratschläge zu Auswahl und Anschaffung, Haltung und Fütterung, Gesundheit und Prophylaxe, Training und Versicherungsfragen. Darüber hinaus beleuchtet sie den Einfluss der Hundehaltung auf das Klima und nennt dir alltagstaugliche Tipps und Tricks, um den ökologischen Pfotenabdruck deines Hundes möglichst klein zu halten.

Ausführliche Informationen zu meinen Büchern, die Inhaltsverzeichnisse und Leseproben findest du auf

www.annette-dragun.de

Neue Bücher sind in Arbeit - schau regelmäßig rein! Mitte 2022 erscheint mein Buch über Kräuterheilkunde für Hunde und Katzen.